# がんで余命ゼロと言われた私の死なない食事

神尾哲男

GENTOSHA

# はじめに

私は14年間、食事の力で末期がん（前立腺がん、脊髄と鎖骨と鼠蹊部《そけいぶ》リンパ節に転移）を抑えています。

本業はフランス料理のシェフです。医者から「生きているのが信じられない」と驚かれながら、死なずにずっと生き続けているので〝奇跡のシェフ〟とも呼ばれています。

末期がんの体で、こんなに長く生きているのですから、確かに奇跡と言えるのかもしれませんが、私は自分の命を医者任せ、他人任せにはしませんでした。

もうダメだというなら、自分で何とかしようと立ち上がったのです。

頼ったのは、生きるエネルギーの源、「食」の持つパワーでした。

人の体は、その人が食べたものでできています。そして、体の大部分の細胞は、それぞれ一定の期間ごとに新陳代謝を繰り返しています。

ならば、食事の徹底的な改善が、自分の体のがん細胞の勢いをそぐ一方で、健全な他の細胞たちを元気づけ、命の日延べにつながる可能性もあるのではないだろうか……。

命の〝リセット〟に挑戦してみよう。そう思いました。

料理人ですから、食材や栄養などの知識は一般の人より豊富です。

自分の体で実験しながら、体に良いもの・悪いものを選《よ》り分け、納得いくまで食材選びを繰り返し、調理を工夫しつつ、少しでも体調が安定する食生活を模索し続けました。

そのようにして私が日々実践してきたことを、この本ですべてお伝えします。

もちろん私は医者でもなければ、学者でもありません。あくまでも料理人としての見地であり、やり方です。

けれども、もともとがんになる前から頭全体が白髪だったのに、いつのまにか黒い毛が耳の後ろから後頭部にかけてたくさん生えてきたことは、私にとって嬉しい反応のひとつでした。

通っている馴染《なじ》みの床屋で、いつも担当してくれる理容師さんも黒い毛の増加に気づきました。しかも、単に色が黒いだけではないと言うのです。髪を切りながら「これ、強い毛だよ。コシがある。神尾さん、がんだって言って何年になるんだっけ？いやあ、この黒いのは太くて強い。スゴいよ」と、感心してくれました。

手足の爪も、以前より速く伸びています。「この前、切ったばかりなのに、もう？」と自分で驚いてしまうほどです。

体の中で何かが確実に変化しています。悪いほうには行っていないなという手応えがあります。

左鼠蹊部のリンパ節に転移しているがんは、リンパ液を含んだままアンパンのような形で膨らんでいるけれども、何か悪さをするでもなく、ずっと静かにへばりついているだけ。

同じく転移先の脊髄も、３ヵ所ががん細胞に冒されてスカスカ状態だというのに、杖もつかずに普通に歩くことができます。

だから、もしも、治療の方途《ほうと》が手詰まりになっているがん患者の方がいらっしゃったら、どうぞ私のやり方に倣《なら》ってみてほしいのです。

私が〝生き証人〟です。


そして、健康な方たちへ。

たとえ現在、体は無事であっても、今や日本人の2人に1人が、がんにかかる時代。がんを寄せつけない暮らしの身構えは必須です。

この本は、私の体を使った再生への実践録であると同時に、少しでも世の中からがんを減らしたいとの思いを込めたハウツー本でもあります。

だから健康な人も、今日からできることをひとつでも多く拾い上げながら読んでくださったら嬉しいです。

本書の中から、がんにならない食生活のヒントをたくさん見つけて、どうぞそれらを実行していただければ、と思います。少なくとも、がんになるタイミングは先へずらすことができるのではないかと思います。

がん患者さんへのアドバイスだけでなく、この本が、1人でも多くの人をがんから遠ざける一助になるのなら、1日1日を末期がんと真剣に向き合ってきた私のこれまでの日々も、おおいに報われるというものです。

# がんで余命ゼロと言われた私の死なない食事

目次

## 第2章 がんは食事で抑えられる

## 第3章 がんを遠ざける基本は、まず調味料を変えること

■本物の調味料摂取　**種類別アドバイス**

## 第4章　私が辿り着いた、がんで死なないための食事術

## 第5章 がんを抑え続けている私が毎日やっていること

装幀／上原正彦（nudeware）
カバー写真／高橋 徹（so-happy）
DTP／美創
編集協力／西端洋子

# 第1章

# さらば病院よ、医者よ。あとは自分でやる

## 「生きているのが不思議」と驚かれた末期がん宣告

料理の仕事は、ほとんど立ちっぱなしです。腰や足など体のどこかが痛かったり重かったりはいつものこと。だから、左の鎖骨のあたりが何となく痛い感じがした時も、「昨日、重いもの、持ったかな?」くらいにしか思いませんでした。

そんなある日、店で仕事中に突然、腰に激痛が走りました。だいたい腰痛は、体の向きや動きを変えると、少しは良くなるものなのに、その時ばかりはどうにもこうにも痛みが強すぎて我慢ができない。とうとう救急車で病院に運ばれることになってしまいました。２００３年、51歳の初夏のことでした。

診察の結果、末期ステージⅣの前立腺がんであることが判明。

前立腺がんの指標となる前立腺特異抗原（ＰＳＡ）を調べた血液検査の数値は、その時１５２０ng／㎖。基準値は４・００ng／㎖以下ですから、とんでもない数値だということは自分でもわかりました。

前立腺がんは進行すると骨に転移する傾向があるとのことで、骨シンチグラフィーという検査も受診。これは特殊な放射性物質を注射して、体内から放出される放射線をとらえて画像化するもので、転移がある骨は黒く写るのですが、脊髄3ヵ所と、左鎖骨、左鼠蹊部のリンパ節が、はっきり黒くなっていました。

「ここまでになって、なぜ生きていられるのか？　死んでいてもおかしくない」と医者はびっくり。余命何ヵ月などという次元ではないとのことでした。

前立腺がんは、サイレントキラーと呼ばれ、初期症状がほとんどないのが特徴だそうです。しかし振り返ってみれば、発見の1年ほど前から、足のむくみや腰痛がそれまでよりきつくなっていたような気がします。鎖骨に違和感があったのも、がんが転移していたからでしょう。さらに思い当たるのは、その5年ほど前から尿の切れが悪くなっていたこと。おかしいなとは思ったけれど、男は年を取ると切れが悪くなるものだとよく聞くし、自分も年取ったんだなぁと勝手に解釈。前兆の症状はあったわけです。

とはいえ当時は、店長としてレストランを切り盛りする忙しさで、体のことなど気にする余裕もない日々でした。

しかも、もともと昔から病院嫌いの医者嫌い。

定期健診や人間ドックなどまったく関心がなかった上に、「痛い」「疲れた」「横になりたい」だのは、気力や根性のない奴が言うことだと、私は自分に活を入れまくっていましたから、早いうちに病院で見つけてもらえる可能性は、はなからなかったのだと思います。

## 酒、たばこ、暴飲暴食……〝毒〟にまみれていた不摂生への反省

がんが見つかった人の多くは、「なぜ、私が?」「なぜ、がんに?」と憤り、嘆くようですが、私の場合は違いました。

もちろん、がんの宣告に驚きましたし、ショックでした。なにせ転移数ヵ所ありの末期がんだというのですから……。でも私は、「なぜ自分が、がんなどになってしまったのだ」とは感じませんでした。思い当たるふしが多々あったからです。

私のそれまでの道は、がんまっしぐらでした、と言っても過言ではありません。い

や、がんになる要素しか見つからないほどです。

それは、若い頃からお酒をたくさん飲んできたこと、たばこを吸いまくってきたこと、ジャンクフードが大好きで食べまくっていたこと、夜中に暴飲暴食、夜更かししたあげく寝しなにものを食べていたこと、などなど。挙げればきりがありませんが、お酒もウイスキーなら水で割らずにラッパ飲み。しかもつまみなし。たばこは早いうちから1日1箱。まったく無茶をしていたものです。

料理修業の下積み時代は、昼の休憩時間もあってなきがごとしで、店の裏の外づけ鉄階段に腰かけて、賄《まかない》のカレーライスを数分でかっこむこともしばしば。体に無理を強いていた日々も少なくはありませんでした。

好物は、甘いもの。欲望のままに食べたいだけ食べていました。

たとえば、中村屋のかりんとうを1袋全部。羊羹《ようかん》も1本丸ごと恵方巻きのようにむしゃむしゃと。明治の板チョコを最低でも一度に3枚はペロリ。

チョコレートについては、分厚い一枚板のチョコを袋の上からトンカチで叩いて欠片《かけら》にしてから食べる〝ぶっかきチョコ〟というのも大好きでした。ある夜中に目が覚めた時、どうしてもそれが食べたくなって、寝ぼけながら冷蔵庫まで這《は》っていき、しまっておいたチョコの欠片を口の中へ。すぐに布団にもぐって再び寝たところ、たいした時間もたたずして、「く、く、苦しい!」と悶《もだ》えることになりました。塊《かたまり》が大きすぎて溶けるのに時間がかかり、のどで詰まってしまったという馬鹿な話です。

喫茶店で人と話す時にも、シュガーポットの角砂糖をつまみながらガリガリやっていたほどですから、私が摂《と》っていた甘いものは、考えるのも恐ろしいカサになっていたはずです。

食べ物だけではありません。

飲食業界を歩んできて、人には言えない辛いことやいろんなストレスもありました。いっそ車に飛び込もうかと思ったことも、何回か。ストレスは免疫力をぐっと低下させると知ってはいても、上手にコントロールするのはなかなか難しいものです。

あれが原因これが原因、ではなく、すべてみんな。不摂生を続け、社会毒にまみれて生きてきた生活全体が、がんに直結していたのでしょう。

## 入院して手術、ホルモン薬投与。でも苦しいだけで何も好転しなかった

ステージⅣの末期がんとわかり、当然ながら即入院。手術をすることになりました。前立腺がんは、男性ホルモン（主にテストステロン）の刺激によって増殖するため、その男性ホルモンを分泌している精巣を摘出すると。つまり睾丸《こうがん》の全摘です。

動揺がなかったとは言いません。でも、命との交換です。「そうか、仕方ないな」と、自分を極力なだめました。

最後のあがきで、担当医に手術の前日だけ妻の待つ家に外泊することを願い出ました。今生《こんじょう》のお別れ、惜別の打ち止めです。

翌日、気が済んだ体で手術を受け、手術そのものは成功。骨への転移には放射線治療を施されました。男性ホルモンの働きをさらに封じ込めるため、併《あわ》せて女性ホルモン薬の使用も開始。

もはや、病院嫌い・医者嫌いなどと言ってはいられません。

私自身、病気に関する知識は当時まるでありませんでしたから、ワラをもつかむ気持ちで、先生の言うこと、病院の指示には何でもすべて従いました。

ところが、ホルモン薬による治療の効果が今ひとつだったため、医者に勧められるままに、薬を変えていきました。新しい薬になるということは、強い薬、さらに強い薬へと、薬の強さのレベルがどんどん上がっていくことでもあります。

この間、めまい、立ちくらみ、食欲不振、発熱などの副作用に見舞われました。何か自分の体であって自分の体じゃないというか、ぼおっとした不快さにも悩まされました。いわゆる女性の更年期障害のような状態だったのです。女性ホルモン薬を飲んでいたのですから。おっぱいも女性のAカップよりも少し大きいくらいまで膨らんで、見舞いに来た男友達にからかわれたものです。

仕方がない、これらに耐えなければ回復しないぞ。そう思って薬を飲み継いではきたものの、そのうち、「なんか違う……」という気持ちが、私の中にむくむくと湧《わ》き起こってきました。

薬を飲んでいれば数値は安定し副作用も和らぎますが、飲まずにいると途端に症状が悪化。薬を飲めば○、飲まないと×。○×○×○×……いつまでたっても、その繰り返し。

次第に「薬って何なんだ？　いったいいつまで続ければいいんだ？」と疑問を抱くようになったのです。

ついには強い薬も効かなくなり、担当医から「もう薬はありません。この次は抗がん剤になります」と、抗がん剤治療を勧められる段階にいたりました。

## しょせん一時しのぎの抗がん剤なんぞ、こっちからお断り

病院に運び込まれた時、前立腺がんの腫瘍《しゅよう》マーカーPSAは1520ng/mℓを示しましたが、入院中もどんどん増えて、脊髄への転移がひどくなった時は、一時8200ng/mℓまでいきました（じつは今も6800ng/mℓくらいあります）。

普通PSAが10ng/mℓを超えたら、がんの疑いはほぼ間違いなく、経験上1800ng/mℓにもなったら患者さんは死んでいる、と担当医は言いました。あなたの場合

は、びっくりというより、もうわけがわからない、と首をかしげながら。

ですが、私はまだ生きています。

次は抗がん剤治療を、と勧められて、その担当医ともう1人のドクターから、私は抗がん剤の説明を受けました。

0・1gで7万円もする値段の高さには驚きましたが、それより私が尋ねたかったのは「抗がん剤を使用すれば、改善するのですか」という、その1点でした。

私の迫力に気圧《けお》されて、担当医がぼそっと答えました。「1ヵ月が2ヵ月になるくらいです」と。

本当のことを言うと、「残るのは、抗がん剤しかない」と告げられてすぐ、私は書物やインターネットで、抗がん剤のことは調べ尽くしていたのです。それらからわかったことは、抗がん剤とは、「遺伝子合成阻害剤」であり、がんを治す薬ではないということ。すなわち、体の中のすべての細胞（がん細胞も、正常な細胞も）の遺伝子合成を阻害する薬剤なのです。

これでは体が良くなるはずがないと、私は思いました。

「どうしますか。抗がん剤治療を受けるんですか、受けないんですか」

いつまでも抗がん剤の効果について質問する私に少し苛立《いらだ》って、２人の医者が最終判断を求めてきました。

「やりません」

それが私の出した結論でした。

すると書類を渡され、ハンコを押してくださいと言われました。

病院側は説明したのだから、死んでも知らないよ、責任とらないよ、ということです。

署名捺印を速やかに済ませ、私は病院と決別しました。

## 俺は料理人。そうだ！　食で病を治すんだ！

病院でがんを治療する道を振り捨てました。つかんでいたワラから手を離したわけです。

しかし、焦りや不安はあまり感じませんでした。

こうなったら自分で何とかするしかない。自分の命は自分で守る！

意気込みだけは十分でした。が、それには具体的にどうすれば良いのか……。

思案していたそんな時、なぜか野原の草木に目が留まりました。

草木も人間も同じ地球上の命。人間はそこらに生えている植物と、どれほどの違いがあるのかと思ったのです。

自分の身が、生きるか死ぬかを突きつけられた状態でしたから、アタマが哲学的になっていたのかもしれません。

彼らは、種子から芽を出したその地で、土から必要な栄養分を過不足なく摂り込みながら、じっと動かずに（動けずに？）生きている。シンプルに、しかもたくましく。

そこまで考えていって、気づいたことがありました。

ちょっと待てよ。俺が長いことやってきたことは何なんだ、と。

それは料理であり、「食」。

食べ物は命のもと。

そうだ、原点に立ち返れ。

自分は料理人。だったら、「食」でどうにかしよう――。

科学的な治療を拒否した上は、薬など余計な力は借りず、自然のままに。「食」のパワーとエネルギーだけを頼りに生きていこうと思いました。

弱った体がどこまでついてこられるかわからないけれども、人間の体が本来必要としている栄養をシンプルに追い求めよう。少なくとも細胞が喜ぶような食生活を送れば、体はきっと良いほうへ向かうはず。漠然とですが、そんな気がしました。

この時から私は、自分の体を〝実験台〟にして、「食」という手段で、生きるための試みを始めることにしたのです。

実際、その試みのために、新しいレストランをオープンさせました。食材を厳選したり、調理して自分の体に食べさせて良し悪しを見極める実験のためのキッチンとして。

また、体に良い料理をお客様に提供するためにも、提供できる自分の存在価値のためにも、そういう場所が必要でした。

## 和食をいっさい食べなかったシェフ時代

体が真に欲しいと望んでいるもの、それを過不足なく摂り込むことが命を元気にさせる。そう信じて、改めて「食」と真摯に向き合った私でしたが、最初のうちは何からどう進めていけば良いのか迷いました。

ただ、病院のホルモン薬を服用していた時に聞かされた医療関係者の一言をふと思い出したことが、大きなヒントをもたらしました。

前述したように、ホルモン薬をいくつ替えていっても、私の体にはあまり効果が出ませんでした。その中のひとつのホルモン薬について、こんなことを言われたのです。

「この薬は、日本人の前立腺がん患者の8割、9割の人には効いているのに、どうして神尾さんだけ効かないんでしょうね。日本人なのに」

どうやら薬が合わないほうの少数派に入ってしまったらしい。その時は「やっぱり俺はマイノリティの人間なんだな」と、何かにつけ多数派への迎合が苦手な自分としては変な感心をしていたのですが、よくよく考えれば、思い当たるふしがありました。

というのも、他の日本人に比べて、それまで自分は日本風の食事をほとんど食べてこなかったからです。

フランス文学に傾倒していた兄の影響もあって、フランス料理のシェフを目指した私は、修業を始めた頃からずっと肉を中心としたいわゆる欧風の食事一辺倒でした。おコメのご飯などはまったく口にしませんでした。もちろん味噌汁も。

日本の料理は、ざっくり言えば、ご飯に合う〝おかず〟を作るのが基本。それに対してフランス料理は、肉、魚、野菜、スープ……一品一品それぞれの味が独立した料理です。だから、フランス料理を学ぶ日本人は、舌が〝おかずの舌〟になるのを自制して、下積み時代からご飯をいっさい食べないのが通例になっていました。

職業柄とはいえ、欧風の食生活を長い間続けてきた私の体は、きっと血も肉もフランス人に変化していたことでしょう。

ホルモン薬がなぜ効かなかったのかについて、医学的な根拠は不明なままですが、日本人なのにフランス人の食事を摂り続けていた――その「いびつさ」に気づかせてくれたことだけは間違いありませんでした。

## がんのなかった昔の日本食こそカギだ

植物が、生まれた場所の土から必要な栄養を吸収しながらすくすくと育つように、人間も生まれた地の食材や料理を摂りながら生きていくのが、最もナチュラルで、自然の理にかなうはず。そして、それが人間誰しもが備えている自然免疫力を高めることにもなるのではないだろうか――。

日本人なのに、日本食を摂り込んでこなかった長い年月は、体へかなりの負担をかけていたのではないかと、私は今更ながら思いました。

人間の体は細かな部品ひとつも無駄がない精密機械。滞りなく動かすためには最適のエンジンオイルがいる。微妙に違うオイルを注ぎ込まれたことで、自分の体はがんという故障を起こしたのかもしれない（もちろん、その他の不摂生もありますが）。気取ってフランス、フランスと言ってはいても、やっぱり自分は日本人。遠いヨーロッパの国の食が日本人の自分の体に合うわけがない……。

「食」にがんからの生還の活路を求めようとしていた私は、深く反省。とにかくカギを握るのは日本食だということを我が身に言い聞かせました。

そして、私が目を向けたのは、日本食は日本食でも、いわゆる昔の日本食でした。

それというのも、少なくとも私が知っている50年ほど前の日本では、がんという病気になった人のことを周囲であまり聞かなかったような気がしたからです。せいぜい50、60人に1人いたかいないか。がん検診の普及のおかげで、小さながんも容易に見つかるようになったこともあるのかもしれませんが、年を追うごとにがん患者数は右肩上がりで増加し、近年は日本人の2人に1人ががんになり、うち3人に1人が死んでいるとのこと。

なぜ日本中にこんなにも、がんが急激に増えてしまっているのか。

もし、食べ物の変化がこのような事態を引き起こしているなら、がんが少なかった昔の日本人の食は、今と何がどう違っているのだろう。

そうした疑問への追求が、「食」でがんを治す方法を模索する上での柱となりました。

# 第2章

# がんは食事で抑えられる

## 食べ物を変えれば、体が変わる

自分の体は、自分自身が食べたものでできています。

そうであるならば、食べるものを変えれば体が変わるはずです。

本当に体に良いものを摂り入れていけば、悪かった血液も、良い血液に変わっていく。良い血液が巡り出したら、免疫力、自然治癒力のアップにもつながって、今我が身に居座っているがん細胞にもきっと良い働きかけをしてくれるのではないだろうか――。

末期がんの私に、残されている時間がどれくらいあるかわかりませんでしたが、少しでも早く良い血が体内隅々まで流れてくれるように願いながら、私は昔の日本人の食事の見直しにかかりました。

そうして辿《たど》り着いたのは、発酵食品である味噌や醤油《しょうゆ》やみりん、酢や麹《こうじ》、それに天然塩、かつお節・昆布・干しシイタケなどで取る「出汁《だし》」。そして、新鮮で多彩な海の幸・山の幸をもとにした「米・味噌汁・野菜のおかずなどの献立」。海に囲まれた豊かな自然あふれる日本の国土で、日本人が代々伝えてきた体に優しい健康食です。

恥ずかしながら打ち明けますと、昔の日本食の長所に着目した時点でやっと、今まで飲まなかった緑茶を飲みました。濃くまろやかな味が口の中に広がって、新鮮な感じがしました。

何十年も、米や味噌や醤油がいっさい存在しないキッチンに身を置いてきました。それほど日本食には縁のない体だったのです。

それにつけても、このような古くからの健康的な伝統食を日本人が摂り続けていれば、今日のようながんの激増もなかったはずなのに、という思いがどうしても出てきます。

おそらく、戦後、学校給食に牛乳が供給され始めたことを皮切りとして、バターやチーズなど乳製品の普及、肉食の人気……等々で、食の欧米化が格段と進んだことにもよるのでしょう。

さらに経済の成長に伴い、日本人の食生活にいわゆる〝化学もの〟が、なだれ込んできたことも見逃せません。

農薬や化学肥料まみれの野菜や穀物、収穫後に防かび剤を用いて輸送のための処理をされたポストハーベストの果物、遺伝子組み換え食材、食品添加物だらけの多くの日用食品。たとえば、スーパーの惣菜《そうざい》、コンビニの弁当、インスタントラーメン、スナック菓子、清涼飲料、ファストフード……。他にも、殺菌消毒済みの水道水など、あまりに多すぎて数え切れないほど。

なかでも食品添加物の摂取は、人間の免疫力を低下させることが知られています。美味しさや安さを優先させているうちに、日本人の体が徐々に蝕《むしば》まれていっているのではないか。私はそう考えずにはいられませんでした。

## 体が本当に必要とするものを摂る大切さ

「マクロビオティックのレストランへ行くことになりました」

以前、一緒の店で働いていた後輩シェフが、そう言って転職の挨拶に来たのは、ちょうどそのような時でした。

マクロビオティックという食事法が、日本に浸透し始めた頃です。私はマクロビオティックの名前は聞いたことがあっても、詳しくは知らなかったので、雑談がてら後輩にいろいろ質問。それに対して後輩が丁寧に説明してくれた内容に、私の心は強く惹《ひ》かれました。

マクロビオティック食事法の主食は玄米。副菜には、その土地で収穫された季節の旬野菜や、豆や海藻類など。それに汁物を添えて。横文字なしでわかりやすく言うなら、栄養のバランスを考えた組み合わせによる「玄米菜食法」。健康と美容に優れた効果を現すというのです。

自分の暮らす土地で採れた旬のものを食べていれば健康になるという「身土不二《しんどふじ》」。ひとつの食物を丸ごといただくという「一物全体《いちぶつぜんたい》」。人間も食べ物もすべての物体が備えている陰と陽の性質を賢く活かすという「陰陽《いんよう》」。

基本となるこの3つの考え方も、私の胸にスーッと入りました。

聞けば、指導書が何冊か出ているとのこと。美容効果はともかく、日本の昔の食事とどこか通じているところもあり、興味が膨らんだ私はさっそく本を購入して、このマクロビオティックなるものを実践してみることにしたのです。

私には時間の余裕がありません。良いと感じたものは即、我が身に試していかなければと思いました。

結局この実践は約2年間続けることに。代謝が良くなり、体内が浄化され、食べ物の味の違いがよくわかるようになりました。化学調味料や食品添加物にはとくに敏感になり、舌にのせた段階での感知はもちろん、口内炎や胃もたれを起こすなど、体が明らかな拒否反応を示すようになりました。

自分という人間は、やはり自然の一部なのだ、との思いをあらたにするとともに、体内に抱えているがんも悪い方向には向かっていない、そう感じました。

ただ、マクロビオティックは良質の植物性たんぱく質摂取を中心として、動物性たんぱく質の摂取は控える、というのが根本にあり、この点については、どうかなという思いがあったのも事実です。

その証拠に、だんだん私の体が少しずつ異を唱え始めるようになっていきました。

一言で言えば、頑張りがきかないというか、力が出ないのです。がんを封じ込めるパワーが減っては大変です。肉や魚、卵などの、動物性のたんぱく質や脂質の摂取は、体を維持するのに大切な要素。そもそも日本人は、昔から魚などの動物性のたんぱく質を摂っていました。偏らないバランスが「食」には最も大事なことではないだろうか。そのことを実感したので、マクロビオティックの完全実施は2年ほどたったところでやめることにしました。

しかし、退院後すぐにマクロビオティックを開始したことは、とても良かったと今でも思っています。なぜなら、ドロドロで滞りきっていた(に違いない)それまでの私の血流が、まずはきれいさっぱり清められて、すっきりした流れになった(ような気がするのです)。

そうした基盤の上に、その後、私なりに考えた食事療法を積み上げていったことで、14年間も死なずにこのように生きているわけですから。

## がんを食事で抑える7つの心がけ

よく「神尾さんの食事療法というのは、がんを封じ込めるために何か特別なことをやっているのですか」と尋ねられますが、特殊な食材を用いているわけでも、とびきり際立つことをやっているわけでもありません。

強いて挙げれば、マクロビオティックで学んださまざまな良い点と、昔の日本の食事法。この2つが相まった雑食が、私なりの〝がんを抑えている食事〟と言えるのかもしれません。実際、末期と診断されたがんがおとなしくしている事実からも、何らかの効果は出ているはずだと思っています。

人間本来の正しい食事を摂ることが、免疫力や自然治癒力を正すことにもなるのだと信じて、何でも食べて試しました。人から良いと言われても、自分が納得しないとダメな性分なので、体の声を聞きながら食材を吟味し、調理法を工夫しました。

これまで実践してきている私の食事法の具体的なことについては、この後の章で詳しく述べますが、そうした食事を摂るに当たって、私が気をつけている事柄が7つほどあります。まずはそれらを並べますので、ご参考にしてください。

## 1 地元近くで採れた旬の食材を摂取

人間は、生きている場所のものを食べるのがいちばん体に良い、と言われます。いわゆる「地産地消」ですが、私が最も好きな考え方です。

健康になるには、自分の近くで採れた旬のものを食べなさいという「身土不二」の考え方にも通じます。これは「身体（身）と環境（土）は、バラバラではない（不二）＝体と環境は密接な関係にあるものなのだ」という意味。とにかく、環境と体がマッチするものを摂っていれば、人は自然に反することなく、すこやかに生きていけるはずだという観点は、本当にそのとおりだと私は思うのです。

植物は、たとえ嵐が来たとしても、根があるから逃げられません。揺れながらじっと耐えてその場所で懸命に生長しています。それに比べて、植物と同じく自然の一部であるはずの人間には、足もある、お金もある。遠いところのものも食べられるし、高い食べ物もお金で買える。輸入もできる。飛行機に乗ってグルメの旅にも行ける

――。季節に関係なく、今や世界中の食べ物をいつでも好きな時に食べることができますが、このように環境を無視した食生活では、体にどこか無理をさせていることにはならないでしょうか。

日本人なら日本の土地で、できれば住んでいる近くの土地で採れたものが最適の滋養物です。

だから、たとえば1年中トマトを食べようとするのはよくないのです。冬はトマトを我慢して、別の冬素材（野菜の例なら、白菜や春菊、カリフラワーなど）のメニューを楽しむこと。

旬真っ盛りの野菜や魚……地場の産物のパワーは、自然治癒力も高めます。

## 2 食材は丸ごと食べる。皮まで食べる

「ひとつの食材を丸ごと食べること」――このような「一物全体」の教えは、昔のお年寄りたちの口癖でもありました。

野菜の場合は、皮も葉も根も芯も実も種子も、調理を工夫してできるだけ食べるよ

うにします。そういう部分には、栄養分がギュッと含まれていて食物繊維も豊富。さらに、人間の体の免疫力をパワーアップする物質も、そのような部分に存在するので、積極的に摂取するべきです。たとえば、レンコンの節のところ、玄米のぬか部分など。

大根おろしも、もちろん皮つきで。おろし金を使う時は、ゆっくりゆっくりおろすこと。皮と本体との間にあるジアスターゼという優秀な消化酵素を確実に得るためです。葉っぱも刻んで、塩漬けにしたり、あるいは味噌汁の具に。キャベツの芯も捨てずに、薄くスライスして味噌汁の中に入れたり、煮込みや炒め物などに使うといいのです。

丸ごと摂取するということは、ひとつのまとまりのあるものを体に摂り込むということで、すべてのバランスがいいということなのです。あの部分は食べて、この部分は食べない、というのでは、その食材が持っている栄養パワーを効率よく吸収することができません。

魚も同様で、頭から尾まで1匹丸ごと食べるのが基本。イワシ、アジなど、背の青い小ぶりな魚が向いています。大きなマグロのトロとか、サケの脂がのった腹身とか、美味しい好みの部分だけを選って食べていたのでは、その力強い生命力をもらえません。

## 3 体を温める陽性食品を積極的に摂る

私の食事療法の眼目は、ひとえに「〝生命力の強い〟食材を、体内に最大限摂り込む」ということです。

それらのパワーにより私の正常な細胞たちを活気づけ、もともと人間に（つまり私にも）備わっている自然治癒力をグンと高めてほしい。そう願っているわけです。

「地産地消」で地元の新鮮食材を求めるのも、まさにそのためであり、「一物全体」を実践するのも、食材の持てるエネルギーをそっくり余さずすくわんがためです。

そして、私はさらに「陰陽」の考え方もこれらに加えています。人間も食べ物も森羅万象すべてに陰と陽の性質が存在するというもので、以前マクロビオティックに関心を持った時に、自然界において相反する2つの性質のことを本などから学びました。

なかでも、がん患者として留意したのが、陰性の食べ物は体を冷やすという点。なぜなら、「低体温（冷え）」は、「低酸素」「高糖質」と並んで、がん細胞を増殖させる三大要素だからです。

陰性の性質を持つ食品例を挙げると――植物性のもの、暑い地域で育つもの、夏場に採れるもの、砂糖、食品添加物入り加工品、辛いもの……など。

一方、陽性食品は――動物性のもの、寒い地域で育つもの、冬場に採れるもの、根菜類、苦いもの……など。

体を温めるには、陽性食品を積極的に摂ることを心がけるべきですが、陰性グループに入っているものでも、たとえば植物性の食材などは、調理の工夫で陽性に転化させることが可能です（第４章を参照してください）。

## 4 偏った食べ方は厳禁。バランスのいい「雑食」が効果的

「食」の改善をはかっていくうちに、食材そのものの栄養価にどんどんフォーカスしている自分がいることに気づきました。

一応シェフの身ですから、食材を見ると、フランス料理ならあのメニュー、中国料

理ならあれに向いている、日本料理なら、エスニックなら……といったふうに、料理の種類別で考えてしまうようなところが、それまではありました。

けれども、もうそういうことはまったくなくなりました。

すべてをシャッフルして、まっさらな状態で食材だけにシンプルに向き合うようになっています。この食材の栄養を吸収し尽くすには、どのようにすべきか——それが、料理の際、第一に思うことです。

なにしろ、お尻に火がついている状態ですから、そのうち良くなるだろうと呑気《のんき》に構えているわけにはいきません。「食」に命を託しているのです。命がけの毎日ですから、舌がとろけそうになるアレが食べたい、美味しいソレが食べたい、などと言っている余裕はないのです。

たとえば、アフリカの野生動物。彼らは目の前に餌（になる動物）を見つけた時のみ食事にありつけるわけですが、餌を倒して、最初にどこにかぶりつくか。それは腹。内臓をまず狙うのです。自分の命をつなぐのに必要な栄養やビタミンが、そこから即摂れるからです。

まさにそんな感じです。自分の体が必要としている栄養を、いかに効率よく、いかに最大限摂り入れるかがいちばんのテーマ。それには、食べるものに偏りがあってはなりません。栄養価に優れたさまざまな食品をバランスよく摂取することが大切です。

私の言う「雑食」とはそういう意味です。

## 5 生命力の強い野菜を摂る

昔の日本——たとえば半世紀ほど前の人々が食事の際摂っていた野菜と、今流通している野菜とは、驚くほど違うことを知っていますか?

生命力にあふれていたかつての野菜に比べて、今の野菜は生命力がひどく劣っています。見た目は美しく、形も整っていて、外見からはわからないものの、味や香りは弱く、栄養にいたってはお寒い限りです。

今の野菜の大勢を占めているのは、「F1種《エフワン》」と呼ばれる品種。〝ある品種と別の品種を交配させて人工的に作られた1代目〟の野菜たちです。

なぜそんな工業製品のような作り方をするのか。野菜とは本来、土にタネをまいて育て、収穫したら、またそのタネを植えつけて、育て収穫する……それでOKでしょう？　と、誰でもそういう疑問を持つかもしれませんが、経済の成長とともに各方面で利益効率が優先されていくうちに、農産物にもその波が押し寄せてしまったからなのです。

これまでの野菜の作り方では、成長の速度がまちまちだったり、形が不揃《ふぞろ》いだったり、大きさがバラバラだったりが起こりがち。出荷には何かと不都合なそれらの点がF1種では見事にクリアされています。

たとえばキュウリは、同じ長さになるよう、曲がらないよう、あらかじめ遺伝子に仕込まれた〝指令〟どおり、画一化されたキュウリが作れるようになって、統一サイズの箱に10本なら10本ずつ整然と並べることができるようになりました。同様な取り組みで、二股の大根も、大きすぎるいびつなカボチャも、日本中から次々に姿を消していきました。

大きさや形の均一化は輸送効率のアップにつながり、育成スピードの均一化は計画的生産を押し進めることに。何よりも見栄えのいい野菜を求める消費者のニーズにも応えられるため、Ｆ１種野菜は、またたくまに日本中に広まったわけなのです。

ただし、私に言わせれば、自然の営みに反したＦ１種には、重大な難点があります。

それは、Ｆ１種は化学肥料の使用を前提にした品種だということです。人工的な操作によって作られた品種のため、生命体としての弱さがあり、化学肥料を大量に与えなければ育たないのです。肥料がたくさんまかれた畑には雑草や虫が発生するのは常で、除草用や殺虫用の農薬も大量に散布されることになります。

さらに問題はそれだけではありません。Ｆ１種を育てる化学肥料がひんぱんに投入されることで、土の中に硝酸態窒素という物質が過剰に溜まり、そのままＦ１種野菜が吸い上げて残留させてしまうので、それを食べた人間の体内にも入ってきてしまうリスクが大なのです。体内に入ると、硝酸態窒素は亜硝酸態窒素という有害物質に変化し、続いてたんぱく質と反応することにより、ニトロソアミンという成分ができるのですが、これがなんと強力な発がん作用を持っているのです。

改良品種であるＦ１種はタネをつけないため、収穫が済めばそれっきり。同じ畑に別のＦ１種を植えつけて、また１回限りの収穫を繰り返す……これが現状です。土地がどんどん化学肥料まみれになっていくことを思うと、私は背筋が少し寒くなります。

――じつは、「食」で体を立て直そうとしている私には、野菜は最大の悩み事です。

私の食事法のコンセプトは、「生命力の強い食材から力をもらう」であり、大地のエネルギーを吸収して育つ植物の食材は、まさにその中心。ですから、今述べてきたような背景を持つF1種の摂取なんぞ、とんでもないことです。

しかし、減っているとはいえ、いわゆる在来種（＝昔ながらの農法によって育てる品種）の栽培農家がまったくいないわけではありません。形は悪くても、野菜本来の力を持つ、生命力のある野菜を作ろうとしている人たちが全国にまだいます。在来種のタネはちゃんとしたところに保存してあるのです。

昔のタネで育つ強い野菜を懸命に探した結果、幸いにも何とか地元近くで栽培農家が見つかり、今はそうしたところから買っています。

在来種の野菜を、毎週あるいは月に数回の契約で送ってくれるネット通販もあります。身の回りで在来種の野菜が見つからない方は、ぜひそうしたルートを当たってみてほしいと思います。

Ｆ１種の質は年々低下していて、最近では腐る代わりに〝溶ける〟ものも出てきていると言われます。台所の隅に長く置き忘れていたりすると、「本物」の野菜なら、どんどん水分を失いシワシワになって枯れて縮んでいくもの。それがＦ１種の場合は、内部に溜まりすぎた硝酸態窒素を何とか薄めようとして水分もかなり多く存在しているので、いわば水膨れ状態にあり、それがぷよぷよに崩れて、ついにはドロドロになる、というわけなのです。昔の人が、そんな不思議な野菜の最期を見たら、さぞ驚くことでしょう。

野菜は、私たちの身の回りにいつも当たり前のように存在しているので、その中身を真剣に考える人はあまり多くないかもしれません。

けれども、身近なものであるからこそ、その選択には念を入れなければいけないと思うのです。入手が少しくらい面倒くさかったとしても、できる限り、清浄な「本物」野菜を摂るべきです。

## 6 動物性たんぱく質は元気の源

たんぱく質には「植物性たんぱく質」と「動物性たんぱく質」があります。

玄米菜食を励行している人は、動物性たんぱく質を摂るのを避けますが、私は肉も魚も卵も摂ります。

体の20%はたんぱく質で、もしも足りなくなると、免疫力が低下し、老化も早まります。では、植物性たんぱく質だけを摂り続けて、動物性たんぱく質を摂らないとどうなるか。私は、自分自身の体でその〝差〟を体験した結果から、動物性たんぱく質はやはり欠かすわけにはいかないとの思いにいたったのでした。

前述したように、病院でのがん治療を蹴ってすぐ、偶然ながらマクロビオティックに出合い、玄米菜食を中心として動物性たんぱく質を摂らないという食事法を、完璧に実践してみました。

しかし、2年ほどたった頃、体に力が入らないことに気がつきました。どうしても力が出ない。スタミナが切れる。これではいけない、このままいけば気力もなくなる……と思い、続けるのをやめました。

マクロビオティックを悪く言っているのではありません。澱《おり》が溜まっていたであろう体がすっきり浄化されたのは確かだと思います。味覚も鮮明になりました。けれども、体力、気力ともに、がんに克《か》つんだという強いパワーが私には必要でした。

少しずつ動物性たんぱく質を摂り始めて、ようやく生気が戻ってきた気がしました。植物性たんぱく質よりも、動物性たんぱく質のほうが体に吸収されやすいと、栄養学的にも判明しています。

動物性のものを摂るに当たっては、できるだけ良質のものを厳選。たとえば鶏のささみ、胸肉を。モモはダメなのです。脂が多すぎます。それと羊。つまりマトン（子羊ならラム）ですが、これも健康に良い肉なので摂るようにしました。羊の脂は融点が高いので人間の体温では溶けにくい。体に吸収されないで排出されてしまうため、体に負担がなくダイエットにも最適と言われるゆえんです。鶏も羊も、塩とコショウで焼いて、レモンをギュッと搾ってかけるだけ。それだけで十分美味しい。もちろん豚や牛も、調理を工夫しながら時々食卓に載せています。豚肉はとくにビタミンB群の含有量に優れています。

魚なら、できるだけ小さくて背の青い魚を。「一物全体」で、頭も骨も内臓も食べられます。料理人の経験上、いわゆる高級魚のヒラメとかタイなどは、グルメの舌は満たしても、栄養的には、アジやイワシやサンマなどに遠く及びません。あとはカルシウムが豊富な小さいシラスとか。そういう魚たちが、病を得た体に元気をくれるのです。

## 7 食品添加物は摂らないようにする

現在、国が認めている食品添加物は、約1500品目あります。それだけでも驚くべき数ですが、正しく認識していなければならないのは、食品添加物は食品ではないということです。

甘味料、着色料、保存料、殺菌料、漂白剤、発色剤、光沢剤、乳化剤、増粘剤、酸化防止剤、防かび剤……他。食品の製造や加工を助けたり、見栄えを良くしたり、美味しそうな色やにおいをつけたり、すぐに腐らないようにしたり、要するに業者の都合のほうを優先させている物質、と言ったら言いすぎでしょうか。

これらは、「指定添加物（454品目）」と「既存添加物（365品目）」に大別されますが、とくに「指定添加物」は要注意。厚生労働省は、「指定添加物」の中身は〈自然界には存在しない合成物質〉と〈自然界に存在する成分をまねて人工的に合成した化学物質〉の2種類があるとしていますが、早い話、一部を除いて〝わけのわからない化学物質〟です。

怖いのは、こうした化学成分の添加物が、我々の体にさまざまな悪影響を及ぼしかねないということです。もちろん、どの食品添加物も、すべて国から安全許可を受けたものばかりです。しかし、その安全確認はネズミなど動物実験によるもので、実際の人間の細胞や遺伝子で試されたものではないのです。〝動物でこの数値だから、たぶん人間でも大丈夫だろう〟という類推から許可認定が下りています。しかも、ひとつの食品には複数の添加物が含まれていることがほとんど。2つの（あるいはそれ以上の）食品添加物が混じり合った時、どのような反応が起きるかは未知数です。

すでにかなり前から、さまざまな添加物について、発がん性が疑われたり、内臓の機能低下が危ぶまれたり、アレルギーの原因とされたりしています。

例として、私たちが食品表示でよく見かける、合成着色料のタール色素。ハムや明太子の発色剤として使用されている亜硝酸ナトリウム（Na）。人口甘味料のアスパルテーム、スクラロース、アセスルファムカリウム（K）など。これらは発がん性が疑われています。

タール色素は、内臓障害やアレルギーの原因としての疑いもあり、アスパルテームは他に脳腫瘍や白血病との関係が深いとされ、スクラロースとアセスルファムカリウム（K）は肝臓や腎臓に障害を与え、免疫低下を引き起こす可能性もあると言われています。

また、添加物まみれの食品を摂ると、腸内細菌の数がガクンと減り、その働きがひどく弱まってしまうことも明らかになっており、つまりそれは免疫力の低下を意味しています。

食品添加物とは、そのように危ないもの。

だから私は極力それらを体の中に入れないよう努めています。

体の回復に全力を挙げている身には、添加物の多い加工食品はできるだけ摂らず、新鮮な食材をシンプルな調理で食べる方法がいちばんです。そして、そういう食事を実践していると、たまに入り込んできた添加物には舌や体が敏感に反応し、口内炎や胃の不快さなどで教えてくれます。面白いことに、妻はマクロビオティックの実践当時から私とほぼ同じ食事を摂っているのですが、彼女のほうが添加物に対する反応が強く、口内炎や頭痛、眠気などを訴えたりしています。

いずれにせよ、こうした拒否反応は、いかに食品添加物というものが人間の体には不要であるかを示す何よりの証拠だと、私は思うのです。

この他、まだ人間への影響が不明な「遺伝子組み換え作物」や、ポストハーベストの心配がある輸入食材なども、私は避けています。

不安な食材から身を守るためには、買おうとする食品の裏側などについている食品表示のラベルをよく見て確認することです（原則として、法律で食品添加物の物質名の表示が義務づけられています）。難しそうな物質名が出てきても、最低限、次のような点を覚えておくと役立つと思います。

●**表示の順番**／はじめに原材料名を、その後に食品添加物の物質名を示すのが表示の原則。基本的にそれぞれ使用量の多い順番に並べられている。

●**用途と物質名を併せて表示**／この場合は、全体的に毒性の高いものが多い。「発色剤（亜硝酸Na）」「保存料（ソルビン酸K）」「酸化防止剤（亜硫酸塩）」……など。

●**一括表示**／同じ用途の物質が複数あれば、物質名は省き、用途だけを書けばよいとされている。たとえば、酸味料としてクエン酸や乳酸が含有されている時は「酸味料」とだけ表示。一括されるので使用物質が表に出てこず、実際の危険度が不明なところが盲点。とにかく、「用途名」だけが書かれていたら、2つ以上の物質が含まれていると理解すること。

●**キャリーオーバー**／原材料そのものに含まれる添加物は、表示が免除される。たとえば、ある市販の「味付けポン酢」の場合には、原材料名に「しょうゆ、水あめ、醸造酢、……（略）……」と列記されている。しかし、その〝しょうゆ〟に保存料が含まれているか否かなど、詳細についてはいっさいわからない。

# がんを食事で抑える7つの心がけ

- その1　地元近くで採れた旬の食材を摂取
- その2　食材は丸ごと食べる。皮まで食べる
- その3　体を温める陽性食品を積極的に摂る
- その4　バランスのいい「雑食」が効果的
- その5　生命力の強い野菜を摂る
- その6　動物性たんぱく質は元気の源
- その7　極力、食品添加物は摂らないようにする

# 第3章

# がんを遠ざける基本は、まず調味料を変えること

## 調味料は良質で上等な「本物」を使用する

どんなに体に良い食材を選んだところで、体に悪い調味料を使って料理をするのでは、何にもなりません。食べ物は食材がまず大事、でもそれ以上に大事なのは調味料なのです。食事改善の第一歩は、調味料から。

調味料は必ず品質の優れた「本物」を使うこと。それが、私の食養法における最も大事なポイントです。

毎日、料理の食材は替わっても、調味料はキッチンに（あるいは冷蔵庫に）置いてあるものを、必要な分だけ使用。それが普通です。けれども、もしも置いてあるそれらが、あまり質の良くないものだとしたら、体へのリスクを考えないわけにはいきません。

使い終えた醤油の空きボトルは、その中身がすべて体に注ぎ込まれたことを示しています。日々少量ずつにせよ、継続的に摂り続けていくものですから、調味料には細心の注意を払わなければ、と思うのです。

そもそも、調味料の持っている力や、体に及ぼす影響を、軽く見ている人が多すぎます。

ここは料理人の立場で強調させていただきますが、良質の調味料は素材の味を美味しく引き立たせ、味に深みを与えてくれます。そして何よりも、良質のものには天然の健康成分がたっぷり含まれています。

だから、もしもピュアでない調味料を使っている場合は、すぐに「本物」に替えるべきです。

それらの摂取が体の力を引き上げる手助けをしてくれます。

## わずか数百円の差が、命を守る

いい調味料を買いなさいと勧めると、「少し高いから、ちょっと……」と、言われることが多いのですが、私はそれにはこう反論したいです。

平均的にその差は、せいぜい数百円くらいのもの。まして、買ってすぐググッと飲み（食べ）干してしまうものでもありません。少しずつ使って、買ってから少なくとも1ヵ月程度は持つものです。日割りにすれば、小さな額。そのわずかなお金が効果をもたらしてくれる。命を守ってくれる。そうは思えないでしょうか。

それに、後の章でも述べますが、私は「腹7分目、できれば6分目」の食事を励行し、人にも勧めています。胃や腸に〝いったん休憩〟をあげたほうが、自然治癒力のためにも効果的だと考えるからです。

こうした食べ方をすれば、必然的に食材費が抑えられます。その余った分を少し高い調味料費に充てれば、トントンではないでしょうか。

簡単なレシピですから、「ポン酢」も「めんつゆ」も「丼だれ」だって、揃えた良質の調味料で作ればいいのです。お金も浮きます。私はそうしています。

天然ものにこだわることで、人工的な食品添加物が体に入る確率をかなり下げられます。

じつは内緒（？）の話ですが、偉そうなことを言ってはいても、私も人間です。ごくごくたまには、繁華街でつい外食してしまうことがないではありません。その時だけはがん患者であることを忘れて、心が少しだけ軽くなります。そして、美味しかったその味を、家の調味料で何度か再現してみて、ふっと気がつきました。

料理人だから、調味料の種類や作り方は推測できます。出来上がった味は同じ。量もほぼ同じ。でも、家で作ったほうは、つい多めに食べてもお腹がきつくならないのです。

外食は食品添加物使用が多く、そういうものを多く含んでいるものを食べると、満腹感が早く得られると言われます。おそらくそのせいではないかと思いました。

品質の高い調味料は天然物由来ですから、そうした現象とは無縁です。

## 「本物」の調味料を見分ける

私は以前、料理に興味のある主婦たち数人を連れて、食材調達のためにスーパーに行った際、彼女たちが何を基準に調味料を買うのか、ちょっと知りたくなってしまい、こんな質問をしたことがありました。

調味料コーナーの醤油の棚には商品がズラリ。

「ここにいっぱい並んでいますが、質の良いものを選びましょう。あなたならどれを買いますか」

と、それらを指さしながら、私は彼女たちに尋ねたのです。

はたして、彼女たちが手に取ったのは、見るからに高級そうなデザインのボトル、黒くてシックなボトル、ラベルが素敵なボトル……。

やっぱり、と思いました。彼女たちにとって、質の良いことを表すいちばんの目安は、値段が高そうなボトルであり、高級感漂うラベルがついたものでした。だから、調味料の会社は、外側のデザインに凝るのです。まあ、調味料だけではないけれども。

彼女たちが選んだボトルの裏側にある原材料表示を確認すると、案の定、食品添加物などの記載が。

「ほら、こんなにいろいろ余計なものが入っている。デザインやラベルに惑わされちゃ、ダメなんです」

と言うと、彼女たちは選んだボトルをためつすがめつして「あらま」と意外そうな顔をしたのでした。

質は外見でははかれません。そんなものには目もくれず、まず原材料表示を確認すべきなのです。

たとえば「本物」の醤油を作る原材料は、大豆、小麦、塩、麹、水だけです。余計なものが含まれていたら、それはある種の〝まがいもの〟。

今は、化学の力でどのようにでも食品を変化させることができます。それを知る最低限の手立てが原材料表示なのですから、購入する時はしっかり確認するようにしましょう。

それと、もうひとつ。調味料全般にほぼ共通して、「本物」を見分けるこんなやり方もあります。

とにかく、最高品質のものをまず買う。高価でも我慢です。そして、それの色を見て、香りを嗅ぎ、口にも含んで、じっくり味を確かめる。つまり、自分の五感に叩き込んで覚えるわけです。

いったんこうしておくと、次に日常使用の品を選ぶ時に役立ちます。何というか、体と脳が拒否するものがわかるようになるのです。

原始的に思えるかもしれませんが、これが意外に効果的でお勧めです。ぜひ試してみてください。

## 大瓶では買わない

調味料はいつも使うものだからと、割安の大きい容量のほうをついつい買いがち。安売りデーがあれば、ここぞとばかり、2つ、3つとカゴに入れて買い溜めする人も多いようです。

しかし、新鮮さをできるだけ保つためには、大容量は避けて小さい容量のほうを選ぶべきです。私は、瓶ものなら中瓶か小瓶を選ぶようにしています。買い溜めもしないで、なくなったらその都度、製造日の新しいものを買い求めています。

また、これが大事なポイントなのですが、大手メーカーの商品は選ばないこと。なぜかというと、保存料が添加されたものが多いからです。

工場で大量生産される大手メーカーの商品は、流通ルートに乗せられて日本全国に、時には海外まで運ばれます。その際、保存ということを確実にしておかなければなりません。

昔は醤油を買うのでも、空き瓶を店に持参して、ジョウゴで量り売りしてもらったものです。それは昔の売り方だったけれど、今はまず流通ベースありき。九州のものを北海道で売るには、材料にあれを入れよう、これも加えようになってしまうようです。

小さいメーカーのほうが、より「本物」に出合える確率が高いので、そうしたところの調味料を選ぶのがいいと、私は思っています。

## 【塩】塩化ナトリウム95％以上の塩は避ける。天然塩を

減塩は体に良い、減塩しなければ不健康になり病気になると、昨今はやたらやかましく言われていますが、私に言わせれば、「塩はきちんと摂るべき」なのです。

ただし、「天然塩を――」という注釈つきです。

天然塩とは、海水を乾燥させて作った〈海水塩〉や、陸上に閉じ込められた海水の塩分が蒸発により濃縮し、結晶化した〈岩塩〉などのことです。日常的に使う塩は、このような天然塩でなければいけません。

これに対して、化学的な方法で人工的に作られた〈塩化ナトリウムの塩〉というのがあります。

それは、まったくの工業製品だと言っても過言ではありません。なかには99％と純度（？）の高いものも珍しくありませんが、少なくとも95％以上の含有が表示してあ

れば、手に取るべきではない代物です。

　安く製造できるため、現在こういった精製塩が流通の主流になっており、人々が摂取する可能性が高いのです。だから、〈塩化ナトリウムの塩〉ならば、それこそ減塩は必要です。しかし、私が必要だと言う塩は、そんなエセ塩ではない、天然塩のほうを指して言っているのです。

　塩は、人間の体重の0・9％程度は絶対に必要なものです。汗や尿などで体を健康に保つ自然な排出作用には欠かせません。冷えを防ぎ、熱中症の予防もしてくれます。不足しないよう、常に補給し続けなければなりません。

　また、あまり知られていないのですが、塩には、胆汁の働きを助ける重要な任務があるのです。食べ物が、酸の強い胃の中で消化されて十二指腸にやってくる時、胆のうから強力なアルカリ性の胆汁が出て、消化活動をサポートします。この時、塩分が足りないと、胆汁は仕事を十分遂行することができなくなります。

　それゆえ、体の回復を目指す場合は、このような塩の役割が大事なカギにもなってくるのです。

**私がお薦めする塩・例**

■ゲランドの塩　セルファン　㊫ナック（輸入元）
■ヒマラヤ岩塩　紅塩　㊫活亜興
■こだわりの塩　藻塩　㊫中浜観光物産

## 醤油

**原材料に「脱脂加工大豆」とある醤油は使わない**

「本物」の醤油はどうやって作るか。それは次のような工程を経て出来上がります。

原材料は、大豆、小麦、塩、麹、水。

まず最初に、大豆と小麦に麹菌を混ぜて麹を作ります。次に、この麹に塩水を加えて発酵させます。そうやってできたものが〝もろみ〟と呼ばれるもので、この〝もろみ〟を1年以上、木製樽の中で発酵・熟成させ、搾り取ったら、醤油となります。

これが、「本物」の天然熟成醤油というものです。熟成させることでうま味が生成され、麹菌が生きた酵素をたっぷり増やしてくれています。この酵素に富んでいる点も、醤油の優れた特性のひとつです。

ところが、こうした方法は、手間も時間も費用もかかります。

そこで考え出されたのが、原材料に大豆ではなく「脱脂加工大豆」というものを使った醤油です。

「脱脂加工大豆」とは、読んで字のごとく「油脂分を搾った後の大豆」。すなわち丸い大豆の残りもの。早い話がカスです。

この〝残りカス〟を人工的に無理やり発酵させることで、なんと見かけは醤油そのものの代物ができてしまうのです。しかも製造期間は、たったの1、2ヵ月。

ただし、天然発酵・熟成という過程をショートカットしているため、この醤油の製造過程では「本物」が持つあの滋味あふれるうまさというものが出せません。その解決策として選ばれているのが——化学調味料をはじめとする食品添加物の投入です。

しかも、大豆を脱脂加工する際の手段として、大豆を圧縮するのではなく、大豆の脂肪を分解させる薬品を使用。この溶剤が仕上がった商品に残留していないかどうかは不明です。法律の使用基準では「最終食品に残存してはならない」とあるだけですから。

大変残念なことに、現在流通している醤油の多くは、この「脱脂加工大豆」使用の醤油です。安価で早くできるという利点が、経済優先な社会傾向に合っているのでしょう。

けれども、昔ながらの手法で良質の醤油を生産している工場は、少なくなったとはいえ、全国にまだまだ存在しますから、そういうところの醤油を使用すること。「本物」を示す原材料表示は「大豆、小麦、塩」。この3つだけです（麹と水の記載は省略されます）。4つ以上書かれているものはアウトだと、しっかり覚えておきましょう。

何度も繰り返しますが、体に毒を入れてはならないのです。

私がお薦めする醤油・例

■丸中醸造醤油　㊫丸中醤油
■純　大和　㊫きぢ醤油
■特選丸大豆醤油　㊫金両醤油
■さいしこみ醤油　㊫有田屋

## 味噌　自然な〝生味噌〟を選ぶこと。味噌汁は60℃以上に温めない

さきほど「塩」の項で、減塩に対する私の考えをお話ししましたが、減塩の主張者たちが必ずヤリ玉に挙げるのが味噌汁の摂取です。曰《いわ》く「できるだけ控えるか、減塩味噌の使用を」と。

減塩味噌など、とんでもない。減塩という塩分操作をするために、食品添加物や塩

化ナトリウムの助けを借りているのですから。

確かに、味噌の製造には塩を多く必要とします。しかし、それも天然塩ならＯＫなのです（だからと言ってあまり摂りすぎるのは注意ですが）。

さらに言うなら、ほとんどの場合、人は味噌汁をお湯に味噌を溶いただけでは飲みません。ワカメを入れ、豆腐を入れ、ネギをはじめ、いろいろな野菜を具にして仕立てます。

じつは、これらの具は、カリウムを豊富に含んでいるものが多いのですが、カリウムとは、体内から余分な塩分の排出を促すミネラル。つまり、味噌汁の気になる塩分も、それらの具とともに摂取することで、按配《あんばい》よく相殺されるわけなのです。

だから、健康のために味噌汁を飲むという日本人の習慣は、理にかなっていると言えます。私も玄米ご飯に添えて、最低でも1日1杯は味噌汁を飲んでいます。

ただ、味噌汁を作る際は、注意しなければならないことがあります。

味噌の麹菌は60℃ほどで死滅してしまうので、決してそれ以上の温度で作ってはいけません。

私は、まず鍋で具を先に煮ておいて、いったん鍋を火から下ろし、お湯が少し冷めて60℃以下になったあたりで味噌を溶かして、仕立てています。この方法だったらそれほど手間ではありませんから、どうぞまねしてみてください。

ところで、この味噌にも、醤油と同じく、本物の天然熟成味噌に対する「エセ味噌」問題が存在します。

「天然熟成味噌」とは、国産の大豆（あるいは、麦、玄米、黒豆など）に天然塩と麹を混ぜ合わせ、1〜3年もの期間熟成させたものですが、この長い製作期間を、人工的に温度調節したり食品添加物などを使って、1ヵ月程度に短縮した味噌があるのです。

それは業界的には「速醸味噌」と呼ばれており、腹立たしいことに、現在流通している味噌の多くは、コストダウンがはかれるこの「速醸味噌」です。表示に「速醸味噌」と書いてあるわけではありませんが、殺菌用、変色防止用、保存用……など、いろいろな食品添加物が食品表示ラベルに列記してあれば、それです。もちろん、そんな味噌に生きた酵母菌はゼロです。

ちなみに、「無添加――」とあるのは、食品添加物が入っていないことを示すだけで、酵母が存在すると表しているわけではありません。

・酵母が生きている味噌は「生味噌」という表示がされています。

・長期熟成をしっかりさせた味噌には、「天然醸造」の表示がされています（天然醸造とは、すなわち無添加を意味します）。

この2点を備えていることが、「本物」の味噌の証《あかし》と覚えておきましょう。

近くで探すのが難しかったら、製造している味噌蔵をネットで探す手もあります。

私が見つけた良質味噌もこの項の最後に記しておきますから、ご参考に。

味噌は日本が誇る優れた伝統発酵食品です。

味噌には強力な抗酸化作用があり、体内細胞を傷めて病を引き起こすもとである活性酸素を除去してくれます。

そして、その力は放射線被ばくに対しても効果を発揮すると言われています。動物が放射線を浴びると、体内で大量の活性酸素が発生し、正常な細胞が壊されていってしまいますが、放射性物質の排出に優れている味噌を摂取することで、その害から身を守ることができると、広島大学が研究成果を発表しています。

世界の大豆発酵食品における抗酸化物質のベスト3にも、味噌は、納豆とテンペと並んで選ばれています。
そのパワーは、日本人の体に欠かせません。

**私がお薦めする味噌・例**

- ■熟成 与一味噌（白／赤） ㊎糀屋本店
- ■自然栽培玄米みそ 玄人 ㊎マルカワみそ
- ■無添加 大寒仕込み ㊎山吹味噌

## 【油】油選びが健康のカギを握る

脂質は、人間の体を作り、エネルギーのもとになる大事な栄養素です。脳の組織成分の半分を占めているのも脂質。冷えを退けて体を温かく保つ力があり、皮脂として体の表面を守り、ホルモンの材料になり、腸壁を潤して便の排泄をスムーズにする役目なども担っています。

なかでも私が大切だと思っているのは、脂質が体内の細胞を包む細胞膜の原料だということ。細胞膜は、細胞が生きていくのに必要な栄養や水分を摂り入れ、不要なものを排出する働きをします。いわば細胞の生命維持を左右する重要な役どころ。

強い細胞を作って体を活性化させたい身にとっては、留意したい点です。

いずれにしても、そうした大事な脂質の供給源として、体にはぜひ良質の油を摂りたいものです。

良質の油として知られているものは、ごま油やアマニ油など各種ありますが、私は主にオリーブオイルを選んでいます。オリーブの果実から採る油。その中でも高品質なのがエクストラバージンオリーブオイルで、私はこれを日常使いしています。

他のオリーブオイルは精製されているのに対して、エクストラバージンオリーブオイルは、化学薬品の使用や加熱処理をいっさい行わず、物理的な圧力だけをかけて丁寧に搾った後、遠心分離機でオイルと水に分けて、得られる油です。オメガ9系脂肪酸のオレイン酸を75%含み、酸化しにくく安定性に優れています(油の酸化は、心筋梗塞、がん、アルツハイマー病、うつ病など、怖い各種病気のもとですから、気をつけなくてはなりません)。

オレイン酸は悪玉コレステロールをやっつけ、しかも善玉コレステロール値は下げないため、動脈硬化の予防には心強い味方。他に豊富に含まれているビタミンEやポリフェノールは、強い抗酸化作用を示し、免疫力アップの働きもしてくれます。食物繊維も多く、胃腸にも優しい油で、便秘にも効果的と言われています。

酸化しにくいので加熱もOKなところも重宝で、私はこれで肉や魚をフライパンでさっと焼いたりしています。風味が良いのでそのまま生食できるのも魅力です。

エクストラバージンオリーブオイルを買い求める時は、酸度0・8%以下で、濃い色のついたガラス瓶入りのものを選ぶこと。オリーブオイルは日光に弱いので、瓶の色が薄かったり、プラスチックボトル入りでは、その遮蔽が不完全で変質のおそれがあるのです。

しかし、粗悪なオリーブオイルを、素敵で高級そうな濃い色のガラス製の瓶に入れ替えて売られているものもあり、いちがいに安心できないのもまた事実です。

ではどうしたらいいのか。じつは、この章の最初で述べた、あの〝最高のものを五感で記憶する〟というやり方がいちばん向いているのは、オリーブオイルかもしれないのです。良質なものには共通の要素があります。ぜひ試してみてください。

エクストラバージンオリーブオイルは生鮮品です。製造日が新しくて小瓶のものを買い足していきましょう。そして、買ったら保存温度に気を遣うこと。ガスレンジ脇など30℃以上になる場所に長期間置いておくと、劣化します。冬場に8℃以下になると、ボトルの中に白い結晶が出てきますが、これはオリーブの成分で品質の証。温度が高くなれば戻ります。ただし、この「結晶↔戻り」を何度も繰り返すと、使用上は問題ありませんが香りが飛んでしまいます。夏場でも冷蔵庫に入れるのは避け、シンク（流し台）下など、台所の涼しい冷暗所を選んで保存を。

また、もうひとつ。最近になってのことなのですが、米油にも私は注目しています。もっともっと元気になりたい――日々そういうスタンスで目を凝らしながら生きている私のアンテナに鋭く反応。すでに摂取を始めてみていますが、これがなかなかいいのです。

米油は東南アジア産が多く出回っています。しかし、質が不安なので摂るなら国産です。だいたい東北から北陸の米どころで作られているのですが、普通の菜種油なら菜種100gから30g採れるところ、米油は、玄米を精米する時に出る米ぬか100gから14gしか採れない。だから値段も安くはありません。

けれども、米油にはその難点を打ち消すほどの特長が。強い抗酸化作用を持つスーパービタミンEというべきトコトリエノールが含有されているのです。なんとその抗酸化作用の強さは、通常のビタミンEの約50倍。血液サラサラ効果や、認知症や動脈硬化の予防などが大変期待されています。

ただ、誤解してほしくないのは、じゃあそれだけを摂っていればいいじゃないか、ということではなく、エクストラバージンオリーブオイルでも米油でも、それらは料理に使うアイテムのひとつ。ビタミンEが豊富な油を用意して、ビタミンAの多い野菜を持ってきて、ビタミンCを含む野菜も加えて……と、たとえばそういうように、すべてのバランスをとりながら料理をするというのが、私の基本的な考え方なのです。

だから、良い油選びは、それひとつだけを見ていてはダメなのです。それを使って、体に良い材料をどう組み合わせて、どのように調理していくか。そういう広い視野が必要です。

その視野と知恵さえあれば、何も台所の油は1種類だけではなく、数種類を用意して使い分けてもいいわけです。

体を元気に引き上げるとは、バランスよく全体を引き上げること。

良い油選びをする際は、このこともぜひ頭に入れておくべきだと私は思うのです。

**私がお薦めするエクストラバージンオリーブオイル・例**

■オルチョサンニータ　EXバージン・オリーブオイル　㊐アサクラ

■オリオ・エクストラバージン・ディ・オリバ　ラ・ベラビータ　㊐徳永

■カサス・デ・ウアルド　アルベキーナ　㊐サンワ　パワジオ倶楽部・前橋

## 【砂糖】精製された砂糖は最強の毒

誰が何と言っても、砂糖（精製されている――上白糖、グラニュー糖、三温糖など）は数ある食品の中で最強の毒です。

その理由はいくつでも挙げられます。

①砂糖は、消化が早いので血糖値を急激に上昇させます。そのため、血管障害や糖尿病など、いろいろな深刻な病につながります。

②摂取した砂糖によって、骨、歯、筋肉などのカルシウムが失われます。なぜなら、体内で砂糖が分解される時に、カルシウムとリン濃度のバランス保持や血液のpH調整などのために、体内のカルシウムが消費されてしまうからです。

③砂糖は酸性食品です。弱アルカリ性で健康を保っている人間は、酸性に傾くと病気になります。

④がん細胞は高糖質の環境が大好き。だから砂糖はがんの餌になります。

⑤南国で採れるサトウキビを原料としているので、砂糖は体を冷やします。

⑥砂糖は、サトウキビから精製する際、大量の化学薬品を使用します。
⑦同時に、サトウキビがもともと持っていたはずのビタミン、ミネラル、その他の栄養素は、いっさいがっさい消失します。

……など、など。

これほど良くない食品を、好んで摂る理由がどこにあるでしょうか。

甘みが必要なら、私はメープルシロップをお薦めします。

カエデの樹液100%で作られるメープルシロップは、低カロリー。カリウム、カルシウム、マグネシウムなどのミネラル分を豊富に含んでいます。たとえば、カリウムは砂糖が100g中2mgなのに対してメープルシロップは230mg。カルシウムは1mg対75mgです。

また、アメリカの研究チームによって、カナダ産メープルシロップの中から、抗酸化作用や抗炎症作用を持つ物質が発見されています。

砂糖などより、よっぽど体に良いと思います。

どんな料理も、砂糖なんかなくてもちゃんと仕上がります。

たとえば、煮物などを作る時には、本みりんを使えば、それが十分に砂糖の代わりになります。本当の和食のプロは「出汁と本みりん」を基本に料理を美味しく仕上げます。

よく、砂糖は和食のおかず作りには欠かせないもののように考えている人がいますが、まったくそんなことはないのです。

**私がお薦めする甘味料・例**

■北海道産　てんさい　含蜜糖　㈲ムソー

■らかんか（羅漢果）顆粒　㈲らかんかこうぼう

■H・T・エミコット　メープルシロップNo.1ライト　㈲田辺インターナショナル

## 【みりん】料理を深く美味しくする。砂糖の代わりとして使用

みりんの原料はシンプル。もち米と麹と焼酎。この3つだけ。

もちろん良質品は、国産のもち米と、国産の米麹と、米焼酎を使います。これらを合わせて、最低1年以上、長くて3年ぐらい寝かせて発酵熟成させれば、みりんの出来上がり。これは「本みりん」と呼ばれ、アルコールの度数も13・5〜14・5度あり、酒店の扱いになります。

言うなれば、「本みりん」は米の甘みをキープしたまま醸造された〝お酒〟。魚などの臭みを消す他、料理にコクや照りや旨みを与え、かつ適度な甘さを加えてくれます。砂糖などまったく不要。体に効く発酵食品の美味しい甘さです。

ところが、ここにも、廉価な〝もどき〟商品が存在します。

たとえば、米焼酎を使う代わりに芋焼酎を使うのはまだいいほうで、工業用の、醸造用アルコールを使ってしまいます。この工業的な製法で作られたものは、もち米は国産もしくはタイ米を主に、米麹、酵素、醸造用のアルコール、あと数種類の食品添

加物を加えて仕上げます。アルコール度数の表示はナシ。なぜならばアルコールは出来合いのものを使っているから、分類上は加工品になってしまうのです。ということは酒店の扱いでなくても売ることができるということです。

これは2ヵ月もあればできます。しかも、紛らわしいことに、こうしてできたものにも「本みりん」という名前がついているのです。だから、「本みりん」を買う時は、いやこれに限ったことではないけれども、必ず裏側の原材料表示を確認することが大切です。

一般の人は、これがいわゆる「みりん風調味料」と思うかもしれませんが、それは間違い。「みりん風調味料」というのは、もっとひどいというか、わけのわからない代物です。原料は「でんぷん、水あめ、化学調味料、食品添加物」。こんなものでできているのです。製造期間もあっというま。1日か2日あれば十分。

「本みりん」は1年から3年もかかるのです。なんたる〝もどき〟、なんたる〝エセ〟。

「みりん風調味料」まで入れて、「本みりん」だけが持つ特徴、すなわち各みりんとの差は何かというと、いちばん大きな違いはマスキング効果です。マスキングとは煮物などの表面を覆うことです。薄い膜を作って、鍋内部の材料に味を染み込ませる役目。これができるのは「本みりん」だけです。醸造用アルコール使用のものなどは全然できません。

たとえばみりんを加えて煮魚を作った時、りっぱなマスキングができたら、それは「本みりん」と判断できるのです。

あとは、味。3年熟成の「本みりん」などは、飲むとふくよかな味がして本当にうまい。当然です。お酒と同じ造り方なのですから。

他のみりんなど、飲もうとしたこともありません。そんな怖いことができますか？

**私がお薦めする本みりん・例**

■三年熟成純米本味醂　福みりん　㈲福光屋

■純三河本みりん　㈲九重味淋

■愛桜　純米本みりん三年熟成　㈲杉浦味淋

## 【酢】体を弱アルカリ性に保ってくれる

「酢はアルカリ性ですよ」と言うと、たいていの人は一瞬「え？」という顔をします。酢は3～5％の酢酸を含み、酸っぱいので、酸性と思うようなのですが、じつはアルカリ性。確かに体に入るまでは酸性なのですが、体内に入ると分解されて、カルシウム、ナトリウム、カリウムなどのミネラル分が残るので、アルカリ性食品になるのです。

しかもアルカリ性のパワーをたっぷり持った優秀食品です。疲れた体が酸性に傾こうとしているのをアルカリ性のほうに向かわせ、回復に努めてくれます。

そもそも酢というのは、基本的には、酢造りに適した素材（米、麦、梅、リンゴ、柿、ブドウ……など）を原料に、酢酸菌によって発酵させれば仕上がるものですが、早い話、それらの素材で造ったお酒があれば、お酒の中のエチルアルコールに空気中の酢酸菌が作用し、発酵を起こすことで、酢は簡単にできてしまいます。

古くから、さまざまなお酒が世界中で造られてきましたから、いろいろな酢もまたそれらに寄り添うように世界各地に存在しています。

日本の主な酢としては、米酢や玄米酢や酒粕酢など。また海外で生まれた酢には、ワインビネガー、バルサミコ酢、モルトビネガー、シェリービネガーなどがあり、とくにアメリカではリンゴ酢がポピュラーです。

いずれの酢も、今や日本のどこでも買えるようになっており、それぞれの風味や香りなどを味わいながら、好きな酢を食生活の中に取り込めばいいと思います。

強い殺菌力と防腐・保存力を持つ酢は、キッチンの頼もしい味方。魚介類の生臭さを消したり、塩辛さを和らげて味をまろやかにもしてくれて、煮物や炒め物料理に隠し味として使うと、味に深みが出て美味しくなります。

酢を食事で摂ると、血糖値の上昇が緩やかになり、高血圧の低下にも効果があるといわれます。

また、酢酸には内臓脂肪に働きかける肥満予防効果があることや、炎症やアレルギーを抑制する力があることも知られています。

健康体を目指すには、できるだけコンスタントに酢を摂取することが大事です。

私は、ワカメやモズクなどを三杯酢で和えたり、ホタテやサーモンの刺身をワインビネガーでカルパッチョ仕立てにしたり、余り野菜が出た時はピクルス（酢漬け）を作るなどして、酢の摂取に努めています。

ちなみに、肉や魚を塩・コショウであぶった上から、バルサミコ酢をさっと回しかけて食べると、簡単なのにびっくりするほど美味しいので、ぜひお試しを。

じっくり時間をかけて造った天然醸造の酢には、体に役立つ有機物が、酢酸以外にもたくさん含まれており、今更ながら、醤油や味噌などと同様、発酵食品の秘めたる力には感心させられます。

購入する時の注意としては、原料が単一で、原材料表示にアルコールや添加物の記載がないものを選ぶこと。日本のものなら「純」という文字がついていることもひとつの目安になるかもしれません。たとえば「純玄米酢」「純米酢」「純リンゴ酢」のような。

というのも、きちんと時間をかけて本格的に発酵させず、醸造用のアルコールを原料に、機械を使って速成的に発酵状態を生じさせて造った商品も多く売られているからです。とにかく原材料表示ラベルの中に、アルコールとか、酒精などという文字がないかどうか、よく注意してください。

スーパーで酢の瓶が並んでいる棚には、ごくたまに「合成酢」というものも見かけますが、これは、発酵などいっさいなされずに、調味料や添加物をいろいろ混ぜて造った〝酢〟。体を弱アルカリ性に保つこともおぼつかないのですから、手に取るまでもありません。

**私がお薦めする酢・例**

■純米醸造酢　壺之酢　㊢とば屋酢店
■かけろま　きび酢　㊢奄美自然食本舗
■有機玄米くろ酢　㊢庄分酢

# 本物の調味料摂取のアドバイス

- **塩**　塩化ナトリウム95％以上の塩は避ける
- **醤油**　原材料に「脱脂加工大豆」とある醤油は使わない
- **味噌**　自然な〝生味噌〟を選ぶ。味噌汁は60℃以上に温めない
- **油**　エクストラバージンオリーブオイル、米油などを使用する
- **砂糖**　精製された砂糖は使わない
- **みりん**　砂糖の代わりにみりんを使う
- **酢**　体を弱アルカリ性に保ってくれる

# 第4章

# 私が辿り着いた、がんで死なないための食事術

## 主食は玄米がいちばん

米の外側のもみ殻をはずしたものが玄米。この状態から、ぬか層と胚芽を取り除いてでんぷん質だけを残したのが白米なのですが、この除外された部分にこそ栄養やビタミンがたくさん含まれているのです。

糖質がエネルギーに変わるのを助けるビタミン$B_1$、強力な抗酸化作用と老化防止作用があるビタミンE、カリウム、カルシウム、リンなどのミネラル類。腸内環境を整える食物繊維も豊富です。また、ぬか層には人間の体の免疫強化物質が存在していることも明らかになっています。

白米は、食べやすく消化がいいという長所を持ちますが、玄米とは決定的に異なる点があります。それは、玄米のほうは〝生きている〟米だということです。

白米は水に浸けて置いておくと腐るだけ。土に埋めて水やりをしても芽は出ません。

一方、玄米を水に浸して数日すると、発芽してきます。土に埋めて水をやると芽が出てくるのです。

それだけ生命力があるということ。その生命力を丸ごと摂りましょう、もらいましょうというのが、私が玄米を選び、食べ続けている理由です。

それともうひとつ。玄米の優れた特性として、デトックス力を示すことも見逃せません。玄米を食べることによって、体に溜まった農薬をはじめ化学物質が排出されるのです。

むろん、玄米に限らず野菜などを買い求める時は、できるだけ無農薬のものを選ぶようにすべきですが、今の時代、化学物質の影響をまったく受けないというのは不可能なこと。でも、玄米が少しでも体の毒を追い出す働きをしてくれていると思うと、心強く感じます。

だから、病からの回復を目指す人には、玄米の摂取がいちばんだと思います。とにかく便通が良くなります。腸の元気は体の元気につながります。

私の場合、普通に炊く時もあれば、数日（2日～長い時は4日）水に浸けておき、発芽させてから「発芽玄米」として食べる時もあります。栄養価がグンとハネ上がるので、できればこちらがお勧めです。

炊く時の水加減は、白米の場合は水と1対1ですが、玄米は1対1・5。長く水に浸けて置いておく場合は、玄米の吸水状態も考慮して、上手に調整してみてください。何回か炊いていくうちに、好みの口当たりに仕上がるちょうどいい加減がわかると思います。

ヒジキと一緒に炊いたりしても美味しいし栄養価も上がります。ヒジキは別の鍋で簡単に調味しておいて、炊いた後で混ぜ込むのもよし。私はその他に、「玄米おにぎり」にして食べるのも好きです。作り方はすこぶるシンプル。炊き上がったばかりの玄米に、（厳選&良質の）醤油をささっと振りかけ、おにぎりを作って、パクッと口へ。これがじつに美味しいんです。そんなことをしたりして、バリエーションを楽しむと良いでしょう。

それと、奥の手をひとつ。無糖のヨーグルトを少々、炊く時に混ぜ入れると、「食感がややモゴモゴする」玄米の欠点が消えるのです。玄米3合分に対して、ヨーグルトをティースプーン1杯ぐらいの割合で。ヨーグルトの力で玄米のいちばん外側の皮が破れるため、食べやすくなります。私はじつを言うと、動物性乳酸菌より植物性乳酸菌の摂取を心がけているのですが（後述）、この場合は、使用量がごくわずかであり、玄米の欠点をなくすのが目的なので、寛大にとらえることにしています。もっとも、私は玄米の食感についてはそれほど気になりません。気になる人はどうぞお試しを、というところです。

玄米茶を作って飲むこともたまにあります。フライパンで玄米を空煎《からい》りし、色がついたら出来上がり。でも、本物の無農薬玄米でないと、農薬も濃縮して飲んでしまうことになるので注意が必要です。

私は玄米を信用できる米店から入手していますが、心配なら購入する際に、無農薬かどうか店側に確認してみましょう。

そして、小さな袋入りを買って、なくなりそうになったら追加購入していくのがコツです。なぜなら、玄米は〝生き物〟ですから、新鮮さが大事。大袋で買ってしまうと、袋の中でどんどん古くなっていってしまいます。大袋を買って後悔している人がけっこう多いのです。購入後は冷蔵庫で保存がベストです。

また最近では、玄米の栄養分はそのまま保持し、不要な外皮だけを取り除いた「金芽米」という食べやすい玄米商品も発売されていますから、より手軽さを求めたい方は、そういうものを取り入れるのでもかまわないと思います。

## 水道水は、塩素やトリハロメタンをできるだけ除去して使用

水道水には気をつけています。

体に良い料理を作る時は、使用する水の質が大事ですが、水道水の問題は、その中に塩素が含まれているということです。

塩素が私たちの体内に入ってくると、活性酸素が発生するのです。活性酸素とは、通常の酸素に比べて著しく化学反応を起こしやすく、これが増えると、いろいろな病気を招いたり老化が早まったりします。さらに塩素と有機物が化合することで、トリハロメタンという有害物質も出てきます。

このトリハロメタンは、発がん物質として知られており、その他にも中枢神経や内

臓の働きに悪影響を及ぼしたり、アトピー性皮膚炎やぜんそくを悪化させたりします。

だから、水道水をそのまま使用するのはとても危険なことなのです。

塩素とトリハロメタンの害をできるだけ避けるために、まずは浄水器を取りつけたほうが安心です。私が料理する場所の水道も蛇口に浄水器がつけてあります。

それでも、どうしてもまだトリハロメタンが気になって仕方がない私は、浄水器から出した水をヤカンや鍋に入れて煮沸するようにしています。ただ、重要な注意点があって、15分以上は沸騰させ続けなければいけません。沸騰したからといって火を止めてはダメなのです。水道水に関する研究で、煮沸するとトリハロメタンの発生量が増加し、沸騰直後にその量は煮沸前の2、3倍になるものの、沸騰させたまま15分以上たつと、トリハロメタンは消失することがわかっています。

そうやって処理した水をすぐに使わない場合は、少し冷ましてから、適当なボトルなど数本に分け入れて冷蔵庫でキープしておきます。

もしも、そんな面倒なことはやってられない、あるいは多忙で毎日実行できないかもと思うなら、夜寝る前に容器に水を溜めて、一晩置いておくだけでもいい。塩素が蒸発して減ってくれるので、それなりの効果はあります。

## 料理のベースとなる「万能うま味調味料」「出汁」を作る

第3章で、体のためには、調味料の選択が何よりも重要だという話をしましたが、せっかく添加物のない自然食品の塩や醤油や味噌などを用意しても、うま味を添える際に、グルタミン酸ソーダ入りの市販品などを使ってしまうのでは何にもなりません。

吟味した良質の調味料を活かすためにも、手作りの「万能うま味調味料」を作っておくと、すぐにさまざまな料理に利用できて、とても役立ちます。

私がいつも作って使用している神尾オリジナルの万能うま味調味料をご紹介しますので、どうぞ参考にして作っていただければと思います。

万能うま味調味料は、出汁のコクが足りない時にちょい足ししたり、ご飯のふりかけにしたり、化学調味料の代わりとしても使えます。

## ◎神尾流・万能うま味調味料の作り方

### （材料）

干しホタテ貝柱…………20g
昆布……………………20g
煮干し…………………20g
小エビ（またはオキアミ）
無着色のもの…………40g

### （作り方）

❶ 干しホタテ貝柱はできるだけ細かくしておく。

❷ 昆布は表面のごみを拭き取る。表面の白っぽい粉はうま味成分のアミノ酸なので、洗い流さないこと。

❸ 煮干しの内臓、えら、目など、雑味のもとになる部分は取り除く。

❹ ①②③と小エビをフードプロセッサーに入れ、できるだけ細かくする。

## ◎神尾流・出汁の作り方

### **一番出汁**…お吸い物やデリケートな味つけ料理に

**（材料）**

水……………………1000mℓ　かつお節（枯れ節）……20g
昆布…………………15〜20g

**（作り方）**

❶ 昆布はごみを拭き取り、10cmの長さで切れ目を入れておく。
❷ 鍋に水と①の昆布を入れ、弱火（60〜85℃）で約10分煮込む。
❸ ぬめり・雑味が出ないよう、沸騰する前に昆布を取り出し、沸騰後すぐ火を止める。
❹ かつお節を入れ、ひと煮立ちしたら火を止め、アクを取る。
❺ かつお節が沈み始めたら、布で静かに漉《こ》す。

### **二番出汁**…味噌汁や煮物に

**（材料）**

一番出汁で使った昆布とかつお節　水……………………1000mℓ
荒節…………………10〜15g

**（作り方）**

❶ 鍋に水1000mℓと一番出汁で使った昆布、かつお節を入れ、沸騰したら弱火で約10分煮る。
❷ 荒節を加え、5、6分弱火で煮る。
❸ アクを取り、火を止め、かつお節が沈んだら漉して、軽く搾る。

※一番・二番出汁を合わせて使用するのも良し。

アミノ酸やグルタミン酸がいっぱいの、体に優しくて美味しいうま味調味料です。

材料は、すべて自然の食材。作り方も簡単です。

多めに作って、密閉ボトルなどに分け入れて冷蔵庫へ。1ヵ月くらいは保存できます（冷凍でも可）。風味がなくなる前に使いきること。

また、汁物や煮物作り用として、私流の出汁の作り方もお教えしておきますので、こちらもぜひ参考にしてみてください。

## 野菜類は「ホタテの殻」の力を借りて洗浄

よく中国の野菜は汚染が心配だから買いたくない、食べたくない、などという声を聞きますが、じつは日本のほうがよっぽど危険です。

農薬使用量の世界ワースト3に入っているのが日本なのです。日本の野菜ほど農薬まみれなものはないと言っても過言ではありません。

100％農薬から逃れるのは不可能だとしても、がんを抱えている私は、本当にもうこれ以上、毒を体に入れたくはない。それが本音であり、切なる願いです。

玄米が農薬をデトックスしてくれる心強い食材であるとはいえ、でき得る限り体に入る農薬を遮断していきたい――と、必死に探した結果、これはという洗浄方法に出合いました。

その方法とは、ホタテの貝殻が持つ強力な殺菌力を利用するものです。

農薬やワックスをはじめ、大腸菌、黄色ブドウ球菌への対策用として、いくつかの商品が出ており、私はドラッグストアで見つけたそのうちのひとつを毎日使用しています。

見かけは細かな白い粉です。ホタテの貝殻を1000℃以上の高温で焼いて粉末にしたもので、成分は焼成カルシウム。天然100%の物質です。

この粉を水に入れて溶かすと、pH12の強いアルカリ性の水酸化カルシウムに変化。これが強力な洗浄・殺菌効果を発揮するのです。

野菜洗浄用の大きなボウルの中に水を張り、水1ℓに対して、ホタテの白い粉を1、2gの割合で投入。よくかき混ぜたその中に野菜を、キュウリでもナスでもトマトでも何でも、10〜20分間浸けておきます。すると、灰色っぽい汚い色の液体に変わってきて、水面には油状のものが浮いてくる。やがて、その油状のものが広がって気持ちの悪い膜ができてきます。

そんな汚い液体の中から野菜をすくい出し、水でゆすいだら、使用ＯＫとなるわけです。

具体的に何がどれくらいという数値的なものを測定したわけではありませんが、油光りのする汚い液体を流しに捨てるたびに、もしこれが体に入っていたらと想像して怖くなります。

## 魚や肉は、調理前に塩でもんで不純物を出す

実状を知ると不安になるのは野菜ばかりではありません。肉や魚もそうです。肉で、とにかくいちばん危険なのは加工肉です。

そういう肉は、赤身の普通はとてもじゃないけど食べられないモモとか硬いところ

とか、やたら真っ赤な塊などを、インジェクションというやり方で高級（そうな）肉に化けさせたものです。

インジェクションとは、注射の意味。機械に注射針のようなものが100本ほど取りつけられていて、注射器本体の中には、結着剤や牛脂や、うま味成分のもとなどをいろいろ調合した液体が入れてあります。そして肉の上でその機械が動くと、全部の注射針が肉めがけて一斉に刺さるという仕掛け。次から次へと流れ作業で刺していき、肉の中に注入された〝薬〟が充満すると、売れない肉は、あらま、サシが入ったような高級肉に早変わりというわけです。

私は長く肉を扱ってきたので、こうした肉はすぐ見破れます。この部位の肉にはこういう形でサシは入らないとか、サシがあまりにもまんべんなく入っているとか、ありえない形で不自然なのです。一口食べたら、インチキな味、おかしな味がします。けれども一般の人は、焼かれて濃いめのソースでもかけられたらまったくわからないと思います。

結着肉。すなわち成型肉というのも危ない肉で、その肉を使うことで代表的なのは、サイコロステーキです。なにしろ〝細工〟する時に軍手をはめてやるのです。肉に〝接着剤〟をなすりつけながら成型していくので、肉が手に貼りついて剝がれなくなってしまうのを防ぐためです。

安い牛肉ランチなどもだいたい同じような肉を使っています。ハラミとか内臓扱いで輸入する安いクズ肉から筋と脂を取り、軍手をはめた手で〝接着剤〟を全体にまぶしてなでつけながら糊付けしていく。まとまったところでロースの形をした型枠にギュッとはめ込み、冷蔵庫へ。落ち着けば、偽りのロース肉の出来上がりとなるわけです。

このように、肉については、知識をきちんと持ち、十分目を光らせていなければいけないと思うのです。産地偽装問題もあれば、牛のＢＳＥ問題などもあります。

生産者までルートを辿れるトレーサビリティという手段もありますが、可能な限り出所がわかっている肉を選びたいもの。肉質だけでなく、動物にどんな餌を与えていたかも確認できたらさらに良いでしょう。餌に抗生物質や遺伝子組み換え作物が使われている例は少なくありませんから。

とはいえ、結局のところ、畜産農家や肉屋さんを信用するしかありません。

私は、豚でも牛でも鶏でも、その肉に少しでも不安を覚える時は、天然塩の力を借ります。

肉全体に天然塩を振り、しばらくもむのです。すると余計な水分が肉から染み出てきます。ここがポイント。出てきた水分の中に体に悪いものが含まれています。もちろん、完全な排出にはならないとしても、この処理をやるとやらないとでは大違いだと思います。

魚も、質が不安な時は、同様の処理を。

北海道の銀ザケなど、本物は真っ赤な色なのです。ピンク色のものは作った色です。とくに養殖魚は、育てる時にさまざまな化学物質を使用しますから要注意。

とにかく天然塩さえあれば簡単ですから、ぜひ実行してみてください。

それから、野菜洗浄の項で述べたホタテの貝殻パウダーを、肉や魚に使用してもいいのです。

肉も魚も、水1ℓに対して貝殻パウダーを約1g混ぜ入れ、5分間くらい浸けておくのが目安。

魚の場合、1匹もののなら3枚におろして、サクや切り身ならそのまま、浸けておきます。浸け終わったら、よく水にさらして使います。

いずれにしても、そのままより、肉も魚も日持ちするのは確かです。

天然塩でももみするのとどちらが良いか。それはトライしてみて、調理してみて、良いと思うほうを選べば良いと思います。あるいは交互にやってもいいのです。

「うま味が逃げるのでは？」という疑問があるやもしれません。しかし、それには即こうお答えしたいです。「そんな〝作られた〟うま味が必要ですか？」と。体に良くないものは取り除いて、体に良い調味料で味つけすればいいだけです。

## 食材をできるだけ陽性に変えて調理する

人間も食べ物もすべてが陰と陽の性質を持っている――マクロビオティックで学んだ「陰陽」の考え方は、私にとって大変納得のいくものなので、実際の食生活の中で上手に活用していこうとしていますが、第2章でも述べたとおり、とくに陽性の食品群が体を温めるという点に着目しています。

陽性の性質を持つ食品群とは、〈動物性食品と、寒い地方で育つ食材〉など。それらがどうして体を温めることになるのか。簡単に説明すると、陽とはつまるところ「収縮していく求心的なエネルギー」のことで、〈縮まる↓小さくなる↓比重が重くなる↓下降する↓縮まる性質の血液細胞は手足の末端に流れる↓温かくなる〉というわけなのです。

その反対の、陰性の性質を持ち、体を冷やす食品群とは、〈植物性食品と、暑い地方で育つ食材〉など。陰とは「拡散していく遠心的なエネルギー」のことで、〈緩む↓大きくなる↓比重が軽くなる↓上昇する↓血液が上昇する↓手足の末端の血液が不足する↓冷える〉となるのです。

人間の体温が1度下がると、免疫力は約30%低下し、35度以下になると、がん細胞が繁殖しやすくなることは医学的に明らかになっています。

とにかく冷えは、がん患者にとって大敵。私の場合は何としても、陽性食品を摂って体を温かく保たなければならないのです。

また、日本人の平均体温は、かつては低くても36度半ばだったのが、今は35度台の人がとても多いと聞きます。現代人はどうやら陰性体質に傾いているようです。思い当たる人は、私と同様に、努めて陽性食品を摂るようにしましょう。

そして、じつは陰性食品でも、料理の工夫次第で陽性に転化させることができるのです。以下、その方法をお教えします。

## 陽性化させる5つの料理法

こうしたことをすると、ものの持っている役割が変わり、食品の成分が変わるのです。

**①コトコト熱する**

ガスの使用が理想です。電子レンジはNG。その仕組み上、マイクロウェーブの乱反射で表面が温まる時、食品内部の繊維が分解され崩れてしまうから。これでは食品としての力をもらうことができません。

**②乾燥させる**

たとえば切り干し大根、かんぴょう、レーズン、干し柿、干しアワビ、干し貝柱……など。私は時々、干しシイタケを自分で作っています。生シイタケを10個ほど紐《ひも》で結んで軒下に吊るしておくだけですが。1週間もするとカリカリになって出来上がり。干すとビタミンDの含有量がぐんと上がります。

**③圧力をかける**

置き石による漬け物。ネジを締めて押さえる簡易漬け物器の使用。あるいは圧力釜で炊く……など。

**④塩漬けにする**

たとえば、青梅を梅干しに。青梅は、植物が外敵から自分自身を守るための毒素が強い。それが塩漬けにして干すことにより抜けるのです。

**⑤油で揚げたり炒めたりする**

ただし精製された油は使用しないこと。エクストラバージンオリーブオイルや米油、一番搾りのごま油などがお薦め。むろん、酸化した油はNG。新鮮な油を用いて。

## 牛乳、乳製品は用いない

牛乳は、カルシウムが多く、健康に良いと言われています。

ところが、牛乳に含まれるたんぱく質のカゼインは、胃腸に負担をかけ、消化管で処理されにくく、血液を汚すものなのです。粒子がうんと細かいため、私たちの腸がちょっと弱ったりしていると、腸壁を素通りして血管の中に入っていく。勝手になだれ込む、と言ったほうが合っているかもしれません。そうすると、いろんなアレルギーを起こしたりします。

なぜか。牛の赤ちゃんの飲み物だから。人間の飲み物ではないからです。

また、牛乳にはリンが多いのも問題です。リンは骨のカルシウムを溶かす作用があります。カルシウムにとってリンは天敵。人間がもともと持っている、もとからある骨のカルシウムをこのリンが溶かしてしまうのです。カルシウムはリンと結びついてリン酸カルシウムとなり、体外に排出されていきます。だから骨粗しょう症になるのです。

牛乳を飲めば飲むほど、ぜんそく、アトピー、大腸炎なども起こしやすく、がんにもなりやすくなります。

というようなわけで、私は牛乳を摂りません。牛乳から作られる乳製品も基本的にはNGです。

哺乳類が乳を出すのは、子供を産んだ時だけ。それなのに、いつも牛が乳を出しているのは、ホルモン剤で調整しているからです。

近年、ラクトフェリンという哺乳類の初乳に含まれる物質が、健康に良いとして注目を集めており、牛のラクトフェリン入りと謳《うた》った乳製品が多く出回っていますが、これもホルモン剤の調整があればこそです。初乳とは、子供を産んだ母牛が初めて乳を出すその時のみ獲得できるもの。いったい1頭の牛に何回、人工的に〝出産〟させようというのでしょう。

だいたい、昔の日本人の食卓には牛乳も乳製品もありませんでした。

戦後、アメリカが、表向きは日本の子供たちの体力作りのためにという名目で、日本に持ち込んだことから広まりました。アメリカ国内で牛乳がダブついたので、じつは輸出先を探していたのだという話もあります。真実がどこにあるにせよ、その後、日本がアメリカの乳製品購買ルートに乗せられてしまったのは事実です。

牛乳の価値を信じて疑わない人々は、カゼインやリンのことはできるだけ伏せて、乳たんぱくが摂れますよ、乳たんぱくは体にいいですよ、と薦めます。しかし、乳たんぱくというのは乳脂肪で覆われているので、どんなに摂っても、乳脂肪を摂っているだけのこと。乳たんぱくは摂れないわけです。西洋人はその分解酵素を持っているのですが、日本人はその酵素を持っていない。だから牛乳を飲むと下痢を起こす人が多いのです。

私は、日本人の自分の体を、日本人が食べ続けた伝統食で元気づけたいと思っています。

自然の理にかなう生命の営みの中に、異質なものを挟み込みたくはありません。

ひょっとしたら、牛乳を断っていることが、私がこのようにがんでも長く生きている理由なのかもしれないと思うほどです。

## 植物性乳酸菌を摂り入れる

整腸作用、有害物質の解毒や排出作用、免疫活性作用など、健康に欠かせない役割を果たす乳酸菌には、動物性乳酸菌と植物性乳酸菌の2種類がありますが、私は植物性乳酸菌のみを摂取しています。

動物性乳酸菌を摂らないのは、牛乳など動物の乳由来だからという理由の他に、酸に弱い性質なので摂取しても胃酸で死んでしまうということがあります。

動物性乳酸菌は、たとえ死菌で腸に届いても、それはそれで腸内細菌の餌になるから良いのだと言われますが、だったら、胃酸や胆汁にも強く、生きたまま腸まで届く植物性乳酸菌をたくさん摂ったほうがいいと私は思います。生きたまま腸に入った後、植物性乳酸菌は善玉菌そのものになって、腸内フローラを健全にする働きをしてくれます。

第一、植物性乳酸菌の種類は動物性乳酸菌の100倍以上もあるのです。しかも塩分に強い、体のために働く他の微生物や細菌と共存できる、気温などの外部環境の影響も受けにくいなどの長所をたくさん持っています。

植物性乳酸菌は、ほとんどの野菜に棲息《せいそく》していますから、植物性乳酸菌を効果的に摂るために私が実践していることは、野菜の「漬け物」をコンスタントに食べることです。

言うまでもなく、スーパーなどで売られている調味液で味つけした食品添加物まみれの〝エセ〟漬け物ではなく、ちゃんと発酵している〝ホンモノ〟の漬け物の摂取です。

私がふだん作って食べている主な漬け物は、次のような2種です。

ひとつは、長らく日本人の体に寄り添ってきた伝統発酵食品である、ぬか漬け。日本人の体に合った良質の植物性乳酸菌をたくさん供給してくれるものです。

もともと「ぬか」は、玄米の栄養の約30%を担っている部分。豊富な乳酸菌や、発酵を促進する酵母菌の他に、ビタミン、ミネラル類や、体の代謝に重要な役割を果たす酵素もたくさん含まれています。私は、キュウリやナスや大根やセロリ……などのさまざまな野菜を、前述した「ホタテの貝殻パウダー」で洗浄した後、自家製のぬか床に漬け込んで、美味しいぬか漬けを作っています。毎日かき混ぜて手をかけているので、熟成度が増している我が家のぬか床。私の元気を陰で支えてくれる頼もしい存在です。

また、もうひとつは水キムチ。

韓国で食されている水キムチという漬け物を参考に、私が自分流にアレンジしたものです（作り方は124ページ）。

てんさい糖（オリゴ糖）を入れるのは、乳酸菌の餌になるからです。常温で2、3日置けば、発酵してきます。漬け時間によって、植物性乳酸菌が普通のキムチの数十倍、数百倍と増殖していくので、野菜を漬けた、その漬け汁ごと摂取することが大事です。

## ⊙神尾流・ぬか床の作り方

### (材料)

生ぬか……1kg
水……1000mℓ
天然塩……130g
(ぬかに対して13%)
捨て野菜……適量

昆布(羅臼、利尻など)
5㎝角……4、5枚
鷹の爪(タネ抜き)……2本
容器は深めで、ふたができるもの

### (作り方)

❶ 水に塩を入れて沸かし、冷ましておく。

❷ ぬかに①の8割ほどを入れてよく混ぜる(味噌ぐらいの固さにする、残りの塩水で調整を)。

❸ 捨て野菜(キャベツの外皮、芯、人参のくず、大根など)を入れ表面を平らにし昆布、鷹の爪を差し込む。空気が入らないようにしっかりと押しつける。

❹ 最初の1週間くらいは朝、夕、2回かき混ぜる。

❺ 捨て野菜は、3、4日で取り替え、その都度よく搾り、搾り汁とぬか床を混ぜる。

❻ 本漬け野菜はよく洗い、軽く塩もみして漬ける。

❼ 毎日1回、かき混ぜる(常用菌が必要なため素手で)。

※ぬか床は、20〜25℃で保管、夏は冷蔵庫へ。
※野菜の水分でやわらかくなってきたら、足しぬかをする。
※昆布、鷹の爪は定期的に替える。

## ⊙神尾流・水キムチの作り方

### (材料)

| | | | |
|---|---|---|---|
| 米のとぎ汁 | 500mℓ | 生姜《しょうが》千切り | 1片分 |
| 天然塩 | 7、8g | 漬け野菜 | 適量 |
| てんさい糖 | 10g | りんご(皮つき) | 1/2個 |

### (作り方)

❶ 野菜(無農薬のもの)はイチョウ切り、短冊切りなどにして、塩をまぶしておく。

❷ 米のとぎ汁(最初のとぎ汁、濃く白いもの)に、生姜、てんさい糖を入れ沸騰させ、火を止める。

❸ ②が熱いうちに野菜を入れ、粗熱が取れたらりんごを入れよく混ぜラップをして、半日〜1日室温で置く。

※乳酸菌が糖分を餌に発酵し酸味を感じる。
※冷蔵庫へ。2、3日は日持ちします。
※漬け汁もたっぷり飲む。

## アーモンドは優秀な栄養食材

アーモンドは、人間の健康に寄与して活力も与えてくれる優秀食品です。その優れた点については次のようなことが挙げられます。

①肌や粘膜を強化し、老化を防ぐ抗酸化作用もあるビタミンEが豊富。食品の中でビタミンEの含有量は、アーモンドがトップと言われています。

②不飽和脂肪酸で酸化されにくいオレイン酸がたっぷり。その含有量は100g中35gで、ごまの1・8倍も。オレイン酸は、体内の脂質代謝をサポートする役目を持つので、コレステロールの心配がありません。

③カルシウムや鉄分が豊富。

④腸内環境を整える不溶性の食物繊維が豊富。レタスの約9倍に当たる含有率です。

⑤血液の流れを良くする成分、すなわち血液サラサラ成分が含まれています。アーモンドの産地で、その摂取量が多いアメリカ・カリフォルニア州においては、脳血栓や脳梗塞を起こす人の割合は格段に低いことが調査研究で明らかになっています。

まさに長所ずくめのアーモンドですが、ひとつ欠点を挙げるとすれば、よく噛まないと消化に悪いこと。そこで、アーモンドパワーを余すところなく体内に摂り込むために、私は「アーモンド乳」を作って飲んでいます。乳白色をした、見かけは豆乳に似た飲み物です。

使用するのは、生アーモンド。生アーモンドはスウィートとビターの２種類ありますが、スウィートのほうを選びます。市販でよく見かける炒《い》ってあるアーモンドは使いません。炒った時点で生命力を失っているから不可なのです。

もっとも最近では、市販のアーモンド乳も発売されるようになっていますから、それの摂取も悪くはないのですが、少しだけ注意が必要です。１００％アーモンドなどと書いてあっても、それは必ずしも余計なものが入っていないことを意味するわけではありません。法律上、構成する成分を書くことは必須ですが、含有率が５％未満の物質は表示する義務がないのです。私が作るアーモンド乳は、持って２日。けれども、市販のパック入りのものは、何日間もスーパーの棚に並んでいます。そのあたりの、目に見えない成分をどう把握するかという観点も、食養の実践には必要なのではない

## ⊙自家製アーモンド乳の作り方

（コップ1杯分）

### （材料）

アーモンド（生、スウィート、薄皮つき）……………………30粒

玄米パウダー（市販品）……………………30〜40g

水……………………400mℓ

### （作り方）

❶ 生アーモンドを8〜10時間、水（分量外）に浸けておく。夜寝る前に浸けておいてもいい。

※生アーモンドには酵素制御物質というものがあり、外敵から身を守っている。消化の妨げになるので水に浸して溶かし出す必要がある。

❷ ①の水をきって、生アーモンドと水400mℓをフードプロセッサーにかけて砕き、目の細かいザルで漉す。

❸ 漉した②を、玄米パウダーとよく混ぜ合わせたら、出来上がり。

水は、塩素とトリハロメタンの心配がないものを使用のこと。また玄米パウダーは、無農薬玄米を特殊な窯《かま》で高温で焙煎《ばいせん》して25ngの細かな粉末にしたものが、健康食品店などで売られているので、それを使用すると便利。

でしょうか。

## 調理の工夫で食品添加物を避ける

「食品添加物の摂取が体の免疫力を低下させることは、医学的にも明らかなことだから注意しなければ」と、私が力説すると、「ちょっとくらいなら大丈夫なのでは」と言う人が少なからずいるのはどうしたことでしょう。その〝ちょっと〟の積み重ねが危ないのです。

たとえば、こんなに食生活に気をつけている私でも、ごくたまには「ああ、カレーライスが食べたいなぁ」という欲求に駆られることだってあります。

しかし、そんな時、カレールウを購入してはならないのです。手軽で重宝するカレールウやシチューのルウなどは、食品添加物のかたまりです。変な油も混じっています。

できるだけ食品添加物を避けてカレーを賞味するには、こんな調理をするのがいいのです。

良質の油少々で好みの野菜数種類を炒めて、香辛料を約10種類、振り入れます。クミン、ターメリック、コリアンダー、シナモン、カルダモン、クローブ、一味唐辛子、ナツメグ、ガラム・マサラ、ニンニク、ジンジャー、ローリエといったところでしょうか。スパイスにはいろいろな働きがありますから、それらをミックスして使います。とくにターメリック、つまりウコンですが、これは酵素力が高く、新陳代謝を促進してくれます。

本当はこれだけで仕上げとしてもいいのですが、もっととろみをつけたい場合は、タマネギをよく炒めてまったりさせたもの、あるいはジャガイモを煮てつぶしたものを加えると良いでしょう。

水を適量足せば、スープカレーとしても味わえます。

もうひとつ、私流の簡単キーマカレーというのもあります。

まず、タマネギを甘みが出るまでじっくりよく炒めて。次に、ひき肉を入れてさらに炒めたところで、小さく切ったトマトを加えて一緒に炒め合わせ、そこへ、さきほどの香辛料約10種類を入れれば出来上がり。彩りと栄養のために、パプリカとかナスなど、大きく切って炒めたものを上に載せて食べてもいい。

要は、香辛料の集団を食すれば、カレーを食べる満足感が得られるということなのです。

*

寒くなるとなぜか無性に食べたくなるのが、「おでん」です。しかし、大根やタマゴ以外のおでんダネは、ほとんどが食品添加物入りの加工品。ちくわ、はんぺん、さつまあげ……。コンニャクも、コンニャク芋の栽培時にはかなりの農薬が使われています。

そう考えていくと何も食べられないことになるので、私は知恵を絞って、次のようにしています。

たとえばコンニャクは、はじめに天然塩でよくもんで余分な水分を取り除きます。その後、沸騰した湯の中に入れて、ゆでこぼし、コンニャクを洗ってまた湯の中に入れ、再びゆでこぼす……。湯の中がドス黒い色になりますから、澄んでくるまで数回繰り返すこと。

ちくわ、はんぺん、さつまあげなどの加工品は、沸騰させた湯の中で、しばらくぐらぐらゆでます。うま味が出てしまうかもしれませんが、気にしません。どうせ添加物がつけたうま味なのですから。

さて、そうやって〝湯上がり〟のタネたちを揃えたら——あとは、良質の醤油とみりんを使って仕立てた、自分好みのおでん出汁の中へ、それらを入れればいいのです。

＊

カレーもおでんも、どうしても我慢できない場合は、という例です。ちょっと手間がかかるかもしれませんが、でも、体の状態を上向かせるためには、こうした調理の工夫を厭《いと》わずしようとする気持ちが欠かせないような気がします。

## 食材の品目数には神経質にならない

いろんな食材を偏りなく摂る「雑食」がいいと言いましたが、そうすると、具体的には何品目くらいですか？　と聞いてくる人が必ずいます。また、健康のためには1

日30品目を必ず摂ることという食養術もあったりしますが、毎回、食材の品目数を「1コ、2コ、3コ……」などと数えながら食事の用意をするほど、ストレスの溜まることはないのでは、と思います。

とはいえ、私も何も考えずに食事を用意しているわけではありません。

ひとつの目安としているのが〝歯の数の法則〟というものです。

人間の歯は上下で計32本。歯の種類は3つあり、すりつぶすことが役目の奥歯（臼歯）20本、カットする役目の前歯（門歯）8本、引きちぎることが役目の犬歯4本で構成されています。

20本：8本：4本で、すなわち、5：2：1という比です。

奥歯がすりつぶすものは主に穀物や豆類。前歯が主にカットするものは野菜。犬歯が主に引きちぎるものは肉や魚。ですから、それらの食材を、歯の比率に合わせて5：2：1で摂るのが自然の理にかなっているとする考え方です。

これをだいたい覚えておくと、食のバランスがとれます。

具体的に言うと、私の場合、50～60％を主食の玄米に充て、残りのおかずを、おおよそ先の比率で揃え、あと汁物を添えるのが、基本パターンとなっています。

とはいうものの、玄米のところに、同じグループの納豆とか煮豆とか豆腐が割って入ってくることもあれば、玄米をヒジキ入りで炊くこともあるわけです。だから、100％この比率を守るのは、実際にはなかなか無理なこと。

要は、厳密でなくとも、ざっくり比率を頭に入れておくと、○○ばっかり、××ばっかり、という食の偏りが防げるということなのです。

品目数をきっちり揃えようとしたり、この分量を絶対摂らなければ、と神経質になる人ほど、栄養バランスがガタ崩れになっていくという傾向があるので、ご注意を。

## カロリーを気にしない代わりにGI値を重要視

私は、カロリーを気にしません。栄養価を燃焼熱で表すことなど、少しでも体力をつけたい身にはあまり意味のないことです。もちろん食べすぎには注意すべきですが、食べすぎて困るほどの健康体でもありませんし。それより私は、GI値というものを重要視しています。

GI値とは「Glycemic Index（グリセミック・インデックス）」の略で、食事で摂った糖（ブドウ糖）による血糖値の上昇率を100として示す指数のこと。

少し説明しますと――食事で摂ったものは、体内で糖になり、血液中を流れる糖の値が急激に増えると、血糖値を下げる役目を持つインシュリンがすい臓から分泌されます。しかし分泌されすぎるとインシュリンは、脂肪を作り脂肪細胞の分解を抑えようとするので、肥満となる原因に。血液もドロドロとなり血管壁も傷みます。食事の際は、血糖値の上昇を緩やかにする食品を摂る必要があるのです。その食品を選ぶ際はGI値60を基準とするのが良いとされ、それより値が低くなればなるほど血糖値の上昇が遅く、インシュリンの分泌が抑えられるということになります。

つまり、精白米［GI値・84］よりは、玄米［同・56］を。食パン［同・91］よりは、小麦全粒粉パン［同・50］を。フランスパン［同・93］よりは、ライ麦パン［同・58］を。うどん［同・85］やパスタ［同・65］よりは、そば［同・54］を摂ったほうが、体に負担がかからないと言えます。

ちなみに、牛・豚・鶏肉は平均して［50］以下であり、魚類は全般的に［40］前後。とくに青魚は低い値です。

私は、食事作りの際は、使う食材のGI値をチェックします。

がんにこそ冒されていますが、私の血圧も血糖値も脈拍数もコレステロール値も、すべて正常値内。14年間ずっと、ありがたいことに。しかしながら、これらのうち、どこかが崩れたら、体はもう壊れるという危機感があるのです。認識なくGI値60以上の食材ばかり摂っていたら、やがて取り返しのつかないことになる……。

たとえば、ジャガイモや人参は、とてもGI値が高い食材。それぞれのGI値は、ジャガイモ［90］、人参［80］です。ともに出番の多い食材ですから、まったく使わないわけにもいきません。他にも同様にGI値が高い食材がいくつも見受けられます。

さて、どうしたものか。

本来なら頭を抱えたくなります。

しかし、ここが料理の知恵で、じつはGI値の高い食材を使っていても、3つほどの手段を用いて、その料理全体のGI値をスーッと下げるやり方があるのです。

私もそうしたコツを活かしながら料理をこなしていますが、いずれも簡単なことですから、覚えておくと役立ちます。

## GI値を下げる3つの方法

**①酢を使う**

例その1：ポテトサラダに酢を混ぜる。

例その2：鶏のソテーのつけ合わせポテトには、バルサミコ酢のソースをかけて。

例その3：人参は、大根と一緒に細切りにして甘酢仕立ての「なます」に。

**②食物繊維の多い食材と併せて調理**

ジャガイモや人参を使った炒め物には、GI値が25と低いブロッコリーやチンゲン菜などを加えて。

**③豆類と一緒に食べる**

豆はポテトサラダにポツポツ混ぜてもいいし、人参サラダに加えても。

## ⊙ GI値表

### ◎炭水化物

| | | | | | |
|---|---|---|---|---|---|
| 精白米 | 84 | そば | 54 | 全粒粉パン | 50 |
| 玄米 | 56 | パスタ | 65 | フランスパン | 93 |
| うどん | 85 | 食パン | 91 | ライ麦パン | 58 |

### ◎野菜

| | | | | | |
|---|---|---|---|---|---|
| ナス | 25 | レンコン | 38 | カボチャ | 65 |
| タケノコ | 26 | ゴボウ | 45 | トウモロコシ | 70 |
| しめじ | 27 | サツマイモ | 55 | 人参 | 80 |
| ネギ | 28 | ブロッコリー | 25 | ジャガイモ | 90 |
| オクラ | 28 | 大根 | 26 | ほうれん草 | 15 |
| シイタケ | 28 | キャベツ | 26 | もやし | 22 |
| トマト | 30 | ニラ | 26 | チンゲン菜 | 23 |
| タマネギ | 30 | ピーマン | 26 | レタス | 23 |

### ◎乳製品

| | | | |
|---|---|---|---|
| プレーンヨーグルト | 25 | マーガリン | 31 |
| バター | 30 | 粉チーズ | 33 |

### ◎果物

| | | | | | |
|---|---|---|---|---|---|
| グレープフルーツ | 31 | キウイ | 35 | ブドウ | 50 |
| オレンジ | 31 | りんご | 36 | バナナ | 55 |
| レモン | 34 | 桃 | 41 | | |

### ◎砂糖・お菓子

| | | | |
|---|---|---|---|
| メープルシロップ | 73 | 黒砂糖 | 99 |
| 上白糖 | 109 | ショートケーキ | 82 |
| グラニュー糖 | 110 | チョコレート | 91 |

出典:『低GI値で 食べるほどにやせ体質ダイエット』、永田孝行監修、主婦の友社、2009

## ⊙美味しい黒豆の煮方

### （材料）

黒豆……200g
（さっと水洗いしておく）

**煮汁**
水……1200mℓ
てんさい糖……130g
本みりん……30～50mℓ
本醸造しょうゆ……40mℓ
天然塩……8g
重曹……1g

### （作り方）

❶ 煮汁の調味料をすべて混ぜ、沸騰させる。

❷ 火を止め、豆を入れ、一晩置く。
※熱い煮汁で戻すのがポイント（水で戻さないこと）。

❸ アクをとり、弱火で煮る（落としぶたをする）。
煮汁が少なくなったら熱湯を足す（水ではダメ）。

❹ 煮汁は、ひたひた（少しかぶるくらい）まで煮つめる。豆の煮え具合は、好みの固さでOK。
（私は指でつまんだ時、ぽろっとつぶれるくらいまで煮る）

❺ 一晩（7、8時間）置いて、味をなじませる。

※煮汁は捨てないで飲みましょう。大豆イソフラボンなど、豆の栄養がそのままいただけます。

## サプリメントはいらない

病院と決別して1人で食事療法を始めた初期の頃、やはり不安もあって、今だから打ち明けるのですがサプリメントに手を出したことがありました。

がんに効く、と知人に薦められて謎のキノコを食べたり、健康に良いとされる高額な水も飲んだりしました。傷んだDNAを修復してくれるという核酸の錠剤をはじめ、カルシウムやプロポリス、ラクトフェリン、ビルベリーなどのサプリメントも約20種類は試したでしょうか。

効果はほとんどなく、それどころか、これは絶対効くという触れ込みのミネラルの原液を服用した時は、体調をひどく崩してしまったのでした。

医者のくれる薬などもういるものか、と大見得を切ったのに、サプリメントに頼ろうとするのはどうなのだという忸怩《じくじ》たる思いも込み上げてきて、私は早々にサプリメントを断ちました。

末期がんをどうにかして食い止めたいという焦りがあったことも否めませんが、高い支払いをして得た教訓は、人工ものでは体は決して良くはならないのだ、ということ。

自分の体は自分が食べたものでできている、ということを、身をもって思い知りました。

「食」という字は、〝人〟に〝良いもの〟と書きます。

体のためになる良い食べ物をまじめに摂り続けていくことが、結局は堅実な道なのだと思います。

# 私が辿り着いた主な10の食事術

- その1　主食は玄米がいちばん
- その2　水道水は、塩素やトリハロメタンを除去して使う
- その3　野菜類は「ホタテの殻」の力を借りて洗浄
- その4　魚や肉は、調理前に塩でもんで不純物を出す
- その5　食材をできるだけ陽性に変えて調理する
- その6　牛乳、乳製品は用いない
- その7　植物性乳酸菌を摂り入れる
- その8　食材の品目数には神経質にならない
- その9　カロリーを気にしない代わりにGI値を重要視
- その10　サプリメントはいらない

# 第5章

# がんを抑え続けている私が毎日やっていること

## その1　体を冷やさない

がん細胞が好きな体内環境は、低体温・低酸素・高糖質の3つです。

生活が乱れて、これらのうちのひとつでも兆候を見せれば、がん細胞の思うつぼです。毎日約5000個は生まれるというがん細胞のがん化リスクが高まるでしょうし、すでにがんを発症させている場合は、彼らは喜んで増殖を始めることでしょう。

私のがんは末期まで行っていますから、とくに厳格にこれらの要素を防いでいかなくてはなりません。

その基本として、とにかく体を冷やさないこと。低体温への対処が大事です。

### ◉朝起きたら、白湯《さゆ》を飲む

低体温は、人間の体の免疫力や酵素やホルモンの働きを低下させるものです。

人間の体温が1度下がると、基礎代謝は約12％低下し、免疫力が約30％低下すると言われています。また同時に、体内酵素の働きが約50％も低下し、消化能力やエネルギーの産出力が著しく落ちることがわかっています。

当然、そのような状況下では、さまざまな体の不調が出てきてしまうので要注意です。そうならないように私が実行しているのは、朝起きたら、まず白湯を飲むということです。なぜなら、寝ている間に体温が奪われて起床時はとりわけ体温が低いからなのです。起きたらまず白湯で体内を温めてから、1日を始めるようにしています。

使用する水は、第4章で紹介したように、塩素とトリハロメタンの不安を最大限除く手段を講じた水です。浄水器を通した水道水を15分以上沸騰させ続けた後のお湯を、少し冷ましてマグカップ1杯飲むわけです。

病院をアテにしなくなって以来十余年、毎朝欠かしたことのない日課です。

ミネラルウォーターを温めたら手軽なのに、と思われるかもしれませんが、ミネラルウォーターは熱してしまうと、中のミネラル分など健康成分がすべてなくなって、ただの水になります。それではもったいない。ミネラルウォーターは、常温で飲んでこその飲み物なのです。

## ◉体を冷やす飲食物を避ける

原則として、冷蔵庫から取り出したばかりの飲み物や食べ物を、すぐ口にすることは自分に禁じています。どんなものでも体に入れる時は、体温より高い温度にしてから摂るようにしています。

料理の食材選びでは、体を温める食材を選び、冷やす食材は遠ざけています。体を温める食材としては――寒い地域で採れるもの、冬に採れるもの、色の濃いもの、味の濃いもの、土の中から採れるもの、など。

ですから、大根や人参やゴボウなどの根菜類、寒い時が旬の白菜や春菊、ネギ、ブロッコリーなど、あれこれ考えながら努めて摂るようにしています。むろん、GI値の高いものは、値を下げる工夫をしながらです。

反対に、体を冷やす食べ物としては――暑い地方で採れるものや、夏が旬のもの。たとえばトウモロコシ、レタス、枝豆などなど。

南国で採れるパイナップルやバナナなども、体を冷やす食べ物なので避けるようにしています。

## 服装にも気をつける

手足をむき出しにしていては、体の冷えにつながります。できるだけ体温をキープするために、私は1年中服装に気を配って暮らしています。

夏でも、半袖や半ズボンを避けて、長袖・長ズボンを着用。クーラーは使わず、我慢できない時は扇風機を使用しています。寝る時にはそれを1時間だけのタイマーにして。もちろんパジャマも長袖・長ズボンです。

冬の防寒で心がけているのは、首を暖かくすること。そのため、必ずタートルネックの服を選んで着ています。コートをはおって外出の際、首にはさらにマフラーも巻きます。寝る時にも、パジャマを着た首元に、肌触りの良い、あったか素材でできたマフラーを巻き、さらに両足首にも「足首ウォーマー」を巻き、手には指先だけが出る手袋をはめてから布団に入ります。寝ている間は、足も手も指先が解放されているほうが良いので、靴下はナシ(もちろん、寝床につく寸前まで靴下ははいていますが)。あ、それから、布団の中には湯たんぽも入れて、そこに両脚のふくらはぎをのせて温めるようにしています。

なんと重装備な、と思われるかもしれませんが、がんになるまでは低かった体温が、おそらくはこの服装作戦や一連の冷え対策のおかげで、高め維持でずっときています。現在も私の体温は36度台の後半から37度台前半。がん細胞は、35度台の低体温状態になると、途端に活発に活動すると言われていますから、何としても、高めキープをこのまま続けておきたいのです。

## ◉自家製の生姜湯を摂取

体を温める効果が知られている生姜湯を、時々自分で作って飲んでいます。

生姜湯には、体を中から温める乾燥生姜を使います。生姜をよく洗い、皮つきのままスライスして、夏だと4、5日、冬だと7〜10日間ほど、天日で干すだけ。カリカリになったら完成。10分の1ほどの重量になります。料理などにも使えるのでたっぷりと作って乾燥剤を入れた密閉容器で保存します。

乾燥生姜は1、2gをマグカップに入れて200〜250㎖の白湯を注ぎ、好みでメープルシロップなどを加えてあまり熱くしないで飲んでいます。1日1杯が目安です。

血行促進の働きをするのは、生姜に含まれているジンゲロールという成分。生姜を積極的に摂取することで、生姜だけが持つというこのパワー成分を体内に送り込むことができます。飲んでしばらくすると、体がじんわりとぽかぽかしてきます。

飲み物以外でも、すりおろした生姜を湯豆腐に添えたり、煮物や炒め物などにも、みじん切りや細切りの生姜を入れたりしています。

## その2 常に体を弱アルカリ性に保つ

人間の体は、弱アルカリ性に保つのが最も健康な状態です。

体がアルカリ性になると、ほとんどの病原菌が死にます。彼らは酸性でしか生きられないからですが、その一方、食生活の乱れなどでバランスが崩れて、酸性に傾けば傾くほど病気になる確率が高まります。まして、病を得ている体なら、何が何でも弱アルカリ性を維持しなければならないのは言うまでもありません。

たまたま私はコーヒー好きで、毎日ブラックで飲む1杯が楽しみなのですが、じつはコーヒーは中性～弱アルカリ性。ここに角砂糖を1個でも落としたら、その瞬間に酸性食品に早変わりです（砂糖をはじめ、甘いものはみんな酸性）。良かった、ブラック党で。こんなことでも、酸性に傾く心配は尽きません。

## ◉クエン酸水を飲む

体を弱アルカリ性に保つには、梅干しを摂ったり、調味料の酢の使用も有効な手立てですが、もっと効率的な効果を目指して、私は毎日クエン酸水を飲んでいます。

クエン酸はドラッグストアや薬局ですぐ手に入ります。1kg600～700円でとても安価です。これを水500㎖のペットボトルに対して小さじ1杯くらいの割合で混ぜ入れて、よく振ってから飲みます。

飲むタイミングは、食前とか食後とかの決まりは何もありません。どの時間帯が効果的かというのもとくになし。いつ飲んでもいいのです。家でテレビを見ながら飲んだり、外出する時はクエン酸入りボトルを携えて、出かけた先で飲んだりしています。毎日の消費量は1・5ℓ程度。一度に多量ではなく数回に分けてこまめに飲むのがポイントです。

ビタミンCと同じように、余計に摂っても、みんな尿で出てしまうので、あまり心配はいりません。

私にとっては、体を弱アルカリ性に傾けるための摂取ではありますが、クエン酸は、体の中では別の重要な働きもする物質です。食べたものからエネルギーを生み出す「クエン酸サイクル」という仕組みが体内にはあり、クエン酸はその中心触媒となって疲労物質を除去したり、カルシウムを体内に吸収させるために頑張っているのです。カルシウムは、自然治癒力や免疫力の活性化にとても大切なものです。

いずれにしてもクエン酸は、私の元気のもとになっているのは間違いありません。

## ◉重曹水を飲む

じつは私はクエン酸に加えて、同じように体の弱アルカリ性維持に役立つ重曹水も飲んでいます。たとえるなら、敵に対して二丁拳銃を構えているような感じ、とでも言いましょうか。念には念を入れたほうがいいと思うわけです。

重曹もクエン酸同様、ドラッグストアや薬局で求めることができます。

ただし、重曹は掃除用としても売られているので、うっかり間違えないように。「食用」の重曹は、1kg1000円程度で安く買えます。

重曹は、クエン酸と違い、1日の許容量が定められています。大人は1日5gまで。カップ1杯（200㎖）の水かぬるま湯に、小さじ半分（2・5g）の重曹を入れたものを、1日2回。食前のお腹が空の時に飲みます。

クエン酸水の時はそれほど感じないのですが、重曹水を摂取すると、胃がすっきりします。強い酸性の胃液の中にアルカリ性のものが入っていっている感じがします。

## その3 食事は1日2食

「食事は1日3食摂りましょう」というのは、いったい誰が決めたのだろうと思います。

たとえば、朝7時に朝食を作って食べて、12時に昼食を作って食べて、夕方6時に夕食を作って食べる。5、6時間ごとに作ったり食べたり。調理作業もさることながら、それらを消化したり栄養の吸収をしたりする体のほうも、なかなか大変だと思うのです。

人間、食べるということにも、けっこうエネルギーがいるものだな。病気になった時に初めてわかったことです。

働いた後、ゆっくり休息をとることができれば、また新しい活力も湧いてきます。もっと胃袋も休ませてあげるべきなのです。

1日2食がいちばんいい。食養生活を長く続けている中で、私の体が出した結論です。

体調も良く、体力・気力がバランス良くかみ合っています。

私の食生活がどのように回っているかというと、このようなスケジュールです。

〈9時起床。白湯を飲む。何も食べない。昼1時頃、食事（ここで初めて固形物を摂

取)。次は夜8時頃、2回目の食事。夜8時以降は何も食べない。寝るのは夜12時頃〉

起きてすぐ食事を摂らない理由は、たとえ自分の目が覚めたとしても、体の細胞の全部が全部起きているわけではないからです。固形物を食べて、胃に胃酸を出させて活動させるにはまだまだ早い。細胞すべてが起きるまで3、4時間はかかる。それを待っているわけです。

ちょっと変則的に見えるかもしれませんが、このスケジュールが定着してから、本当に体は安定しているのです。

思えば、病気になる前は、2食もへったくれもありませんでした。食べたい時だけ、食べたいように。量の多さもおかまいなしでした。

以前と何が違っているかと言えば、〝考えて〟食べているということ。これも病気がくれた戒めです。

## その4 腹6分目にとどめる

人間が満腹を感じるのは、摂り入れたものの量が計800gくらいの時です。

フランス料理のフルコースの一人前もだいたい800gくらいになっています。お客様はよく魚がこんなに小さいよ、肉はこんなに小さいよ、とおっしゃいますが、パンやスープやサラダ、デザート、最後のコーヒーまで入れて、そこでちょうど満腹感が出てきます。肉をもっと大きい70g、80gにすると、最後の手前で「ああ、もうお腹いっぱい」がきてしまうのです。体重とか個人差はあるけれども。

満腹感は人を幸せにします。それ自体は否定しませんが、しかし、いつもいつも満腹でいたら、やがて体は悲鳴を上げるのではないでしょうか。

昔から、健康のためには「腹8分目で」などと言われますが、私は「腹7分目」、できれば「腹6分目」が理想だと思います。実際、できるだけ腹6分目にとどめるように心がけて食事をしているのですが、何の不都合もありません。むしろ体の調子が上がったような気がします。

消化吸収だけにエネルギーがいくのではなく、胃や腸を休ませてあげた分、細胞の強化や免疫力・治癒力の充実のほうにきっと配分されているのだと思います。

そして時々は、断食してみるのもいいのです。と言っても私の場合、1日くらいのことですが。でも、たったそれだけでも体が空になり洗浄された感覚があります。かつてマクロビオティックの実践後、体内が浄化されて、味覚が鮮明になった、あの感覚に近いものです。何事につけリセットすることは、次のエネルギーを生みます。

また、私は食べたら必ず、しばらく右わき腹を下にして横になることも励行しています。

右のわき腹とは肝臓を意識してのこと。肝臓がいちばん下に来るようにして、頭と足を少し高くして横になる。つまり緩やかなV字型になるわけです。こうすると肝臓の働きに大変効果的なのです。肝臓は解毒をはじめ、グリコーゲンの合成・貯蔵や胆汁の生成、血糖の分泌などなど数多くの重要な任務を受け持っている内臓の要。常に強くいてもらわねばなりません。

1日2食で、腹6分目、たまに断食あり。それなのに私の体重は病院を出た時期よりも約2kg増えています。「あと、もう少し増えないかなあ」とつぶやいたら、妻に「あなた、がんなのよ。忘れてるの」と返されてしまいましたが、とにかく、元気で生き続けていることが、答えであり、私のやり方の正しさの証明なのではないか。そう思っています。

## その5 甘いものは口にしない

かつてチョコレートを口の中に入れたまま寝て、窒息しそうになった自分が言うのも何ですが、一口に言って、甘いものはがんの餌です。

がんは高糖質の体内環境を好みます。今流行《はやり》のPETというがん検査システムも、ブドウ糖を体の中にあえて注射で入れて、そこに反応するがん細胞を発見するものです。

人間が日々の食事で摂った炭水化物は体内で分解され、できた糖は必要な各器官に配られます。本来、私たちの体はその糖だけで十分維持できます。よっぽどでない限り、外部からチョコレートだのキャンディだので摂る余分な甘い糖など不要なのです。

何度も言うようですが、砂糖は数ある食品の中で最強の毒です。

チョコレート、ケーキ、和菓子……砂糖が入っているそれらの食品の甘い魅力に負けてはいけません。

私は甘いものを生活の中から完全に断ちました。がん患者なのだから当然です。

今健康な人も、いつ何時がん細胞につけいられないとも限りませんから、十分すぎる注意が必要です。

よく疲れたからチョコレートとか甘いものを食べなくちゃ、と言う人がいますが、あれは脳がマヒしているだけのこと。脳の活動維持には確かに糖が必要なのですが、甘いものを食べると血糖値が上昇、インシュリンの働きが活発になります。上がり続けると、またインシュリンが出て、また追いつかない。どんどん出る。その時、脳が少しおかしくなって、甘いものを食べれば治る、頭が回るようになると、勘違いするようになってしまうのです。そういうふうに錯覚しているだけなのです。

## その6 意識的に深呼吸を励行

人間は1日に約3万回も呼吸をしているそうです。

全身の組織や細胞を巡るその呼吸エネルギーで私たちは命を維持しています。

しかし、そんな大事な仕事がなされているのに、ふだん私たちは自分の呼吸というものに意識を向けることはほとんどないようです。

それどころか、人は無意識のうちにさまざまな場面において、息を〝止める〟ことさえあると言われます。

たとえば、車を運転する時、パソコン作業や、携帯電話やスマホの操作をする時、銀行のATM機でお金を引き出す時、定規で線を引いたり、ハサミで何か細かいものを切る時、などなど。

私も妻に指摘されてハッと気づいたことがあります。

「あなたは料理をする時、本当にぎゅっと根《こん》を詰めているわね」

と、何気なく妻は言ったのでしたが、それはつまり、私がちゃんとした呼吸をしていないということです。

根を詰めるのは、それほど料理に集中しているからだと言えば聞こえはいいかもしれませんが、しょっちゅう息を止めたり浅く呼吸している状態は、どう考えても体にいいわけがありません。血液やリンパの循環が滞り、免疫力や自然治癒力の低下も招くでしょう。

ましてや、がんは酸素が少ない環境が大好きです。

がんからの回復を目指すためにも、自分の体の中には、できるだけ多くの酸素を入れなければなりません。

その手段として、私は日常、折りを見ては意識的に深呼吸をすることにしています。

鼻から空気を深く吸い込み、全身にパワーをみなぎらせることをイメージしながら、お腹の奥底のほうまで（体の奥深くまで）ゆっくり導き入れ、そして静かに吐き出します。

毎日必ず行っているのは、夜寝る前、寝床で仰向けになってからの深呼吸5回。

体に酸素がたっぷり入ってくると、がん細胞もきっと弱っているように思えて、心も落ち着きます。

# 私が毎日やっている6つのこと

**その1**　体を冷やさない

**その2**　常に体を弱アルカリ性に保つ

**その3**　食事は1日2食

**その4**　腹6分目にとどめる

**その5**　甘いものは口にしない

**その6**　意識的に深呼吸を励行

# 第6章

# 憎まずに、がんと寄り添う心が命を延ばす

## がん細胞は敵ではない

私はがんが憎くはありません。なぜなら自分自身の細胞だからです。

よくがんと闘うと言いますが、自分自身と闘うわけにはいきません。

では、あなたにとって今、がんはどういう存在なのかと問われれば、「身内です、もちろん。僕のものです」と答えます。頬ずりとまではいきませんが、自分の不注意で作り出しちゃったな、なんかすまないなといった感じです。

私自身の責任問題ですから、一緒に生きていく中で、せめて今以上に増えないようにするために努力しなければならないなと思うわけです。それで、クエン酸とか重曹とかを飲んだり、こういう食事法を実践しているのです。

彼らを100%敵視するのではなく、ちょっとだけ申しわけないけれど、お前たちには住みづらくなるかもしれないけれど、お願いだから、ちょっとそこでおとなしくじっとしていてね、と、心の中で声をかけているような感じでしょうか。「仲間を増やそうと思ってもそう簡単には増えさせないよ、わかった?」と。

酸性のものはあまり摂らずに、体をできるだけ弱アルカリ性に保つ。体温の低下を防ぐ。甘いものは摂らない。深呼吸をする……などなど、私がやっていることは、彼らを居心地の悪い環境に置くことには違いないわけですし、実際そうしたことは彼らを消し去ることを目的としているものではあるけれど、だからと言って、憎しみを込めて皆殺しにしてやる！　という気持ちにはなりません。

おかしなたとえになるかもしれませんが、私のアタマの中では、体内に囲み線が引かれた彼らとの〝棲《す》み分け図〟がイメージできるのです。

あなたたちが活動できるのは、いられるのはこのエリアです、と。こっちにきてもいいけど、こっちにきたら、死ぬよと。みんな命を落としますよ、それでも良かったらおいでと。ある意味、がんを1ヵ所に集めて、それはそれで、ひとつのコミュニティを作らせておく感覚です。無理に追い払おうとしたり、力ずくで焼き払おうとすれば、戦争になってしまう。だからがんと闘ったらダメですよということ。相手も自分なのだから、全面戦争になったら、死しかありません。

もしかしたら、末期がんでありながら14年間も生きているのは、私のこういった考え方によるところもあるのかもしれません。

人に教えてもらったのですが、こういう句があることを知りました。

「おい癌め　酌みかはさうぜ　秋の酒」

がんに冒された作家・江國滋《えくにしげる》氏の名句です。

何か私の気持ちに通じるものがあるような気がします。

人間の細胞は約60兆個。毎日その20％が死に、新しくまた生まれているそうです。

その新陳代謝のサイクルは、たとえば、皮膚なら4、5週間、動脈なら2、3週間、胃の内壁は5日、骨は6～12ヵ月……。物質としての体は、ほぼ1年間で更新されています。ということはつまり、たとえ病を得ても、1年に1回は治るチャンスがあるということです。

病気の根本的な原因を克服して治せるのは、本人だけです。

それには、自分の病気は治る！　という強いマインドシフトを起こすこと。奇跡というものがあるなら、それを起こせるのは体ではなく「心」だと、私は思っています。

## 他人に命を預けない

私が普通のがん患者さんたちと違っていると思うのは――

・100%医者の言いなりにはならない
・他人に自分の命を任せない、預けない
・自分でなんとかする気持ちが強い

ということです。

担当医とはずっと確執がありました。それはそうです。私が言うことを聞かないのですから。

決してウマが合わないわけではないのです。いや、もし医者と患者の関係でなかったら、楽しく語り合える友人になっていたかもしれません。

医者はいいアドバイザーだとは思っています。医学部は出ているし、勉強をしている。その道ではプロ。私とは違う角度から意見を言ってくれたりもします。

けれども、それを聞くか聞かないかは別問題。私には私の考えがあり、選択は自由です。何回も喧嘩《けんか》しました。

私の長かった入院＆通院生活で、はっきり見えたことがあります。

それは、患者にとって医者は「先生様」だということです。

おっしゃるとおり、仰せのとおり、と頭を下げ、患者は縮こまっているだけです。本当は「先生これでいいんですか」「この薬で治るんですか」と尋ねたいのに、聞けないまま。

些細な病気やケガなら、それでもいいのかもしれません。しかし、私は末期がんなのです。先生様の仰せのままにでは、済まないのです。

生意気なようですが、ある意味「こっちは命を差し出してるんだ。診《み》させてあげてるんだ」というような気持ちで相対していかないと、用もない薬を飲まされたり、必要のない治療をされたりします。

無言のヒエラルキーの圧力に、押しつぶされそうになるのを必死に持ちこたえながら、聞くべきことは聞き、言うべきことは言うべきなのです。

ごまかしなしの真実を知ること。それが、自分のがんと向き合う時にいちばん大切なことです。曖昧なままでは寄り添うこともできません。

14年前、私は病院で、余命ゼロにも等しい危険な末期状態だとされました。それがはずれたじゃないか、とか、勝った負けたを言う気は、毛頭ありません。

それよりも、そもそも余命っていったい何なんだという疑問が湧いてきます。

調べてわかったのですが、医者が余命の判断基準としているのは、同じ段階の患者全員が死亡するまでの期間の平均値ではなく、「その集団の半数の患者が亡くなるまでの期間」だとのこと。それを〝生存期間中央値〟と呼ぶらしいのですが、つまり、余命とは、あとどれくらい生きられるかを示すものではなく、その50%の人は生き残るということを意味するものでもあるわけです。

だから、医者に治らないと言われても、あきらめることはないのです。

私のようなケースだってあります。

済んだことはクヨクヨしない。自分の命は自分で守るという決意。それが何よりも肝心です。

## マイナス100を、せめてマイナス70に

いくら食事でがんを抑えるのだと思ってはいても、あれもこれも完璧に実行するのはなかなか難しいことです。

それでなくても、排ガス、紫外線、PM2・5、ダイオキシン、電磁波、青色光、騒音、たばこの副流煙、食品添加物、農薬、洗剤……などなど、生活周辺には、がん細胞を増殖させかねない〝社会毒〟が満ちています。

だから私は、

「マイナス100をゼロにするのが無理なら、せめてマイナス80、マイナス70にしていこう」

と、自分に言い聞かせながら「食」と向き合っています。

解決を一挙に目指すのではなく、マイナスを少しでも取り戻すために努力しようという気持ち。そういう思いが、病を持つ者にとっては現状からの悪化を食い止める支えになります。

それと、もうひとつ大事なのは「継続」ということです。

こんなことがありました。

私が末期がんでありながら何とか元気に生きているというので、がんになった方からいろいろ相談を受けることが多いのですが、ある時、乳がんになった女性が相談にみえました。お話を伺っていると、食生活の乱れがあるようなので、まずは玄米食に替えてみませんかと、勧めました。私の話に納得し、彼女は「ええ、さっそくそうしてみます」と言って帰られましたが、それからすぐのことでした。「玄米を食べたら吹き出ものができたので、やめました。私には合わないみたいです」と報告してきたのです。

仕方がないですねと返事をしたものの、内心は複雑なものがありました。吹き出ものは、もしかしたら好転反応の兆しだったかもしれないのです。体が毒素を外に出そうとしていたのかも。むろん、私は医者ではありませんから正確なことはわかりません。でも、せいぜい1週間くらいでトライをやめるのは早すぎます。あと少し続けたら、また別の結果がもたらされたかもしれないのに。残念だと思いました。

相手はがんです。

短距離走では勝ち目がありません。長い目でコツコツと辛抱強く——が、上手にがんをかわす秘訣です。

私の長距離走はあとどこまでいけば良いのかわかりませんが、それにつけても、がん細胞もまた私と一緒に長い道のりをともにしてきたのだと思うと、ある種の感慨すら湧いてきます。

# おわりに

「がんになったので、治そうとして、これこれこういうことをしています」と話すと、たいてい「へえ〜」と驚かれたり、「偉いですねぇ」などという声が返ってきます。

どこか他人事《ひとごと》としての感想に、私は歯がゆさを感じずにはいられません。

日本人の2人に1人ががんになっている現在、もはや誰でもがんと無縁ではいられないという強い危機意識を持つべきです。

同時に、世の中に蔓延しているさまざまな〝社会毒〟――たとえば、食品添加物、農薬、化学肥料……などなどはできるだけ排除しなければならないということについても、もっと関心が高まってほしいと思います。

がんを食事で鎮《しず》めようとしてきた日々において、人間も自然の中の一部だということとを痛感しました。

植物が土から栄養をもらって育つように、人間の命を育む食事は、余計な人工物質など含まない、できるだけ自然のピュアな恵みを受けたものであるべきだと思いました。

さまざまな「食」のパワーを、自分の体で試し確認する場所としてオープンしていたレストランは、〝実験処〟としての役目をほぼ終えたので先頃閉じましたが、多くのお客様にお越しいただきました。

〝奇跡のシェフ〟として料理をふるまうと、「優しい気持ちになれた」「幸せの味がする」などとたくさんの感想をくださったのがとても心に残っています。がんにならなければ得られなかった、嬉しくて幸せな思いを、私もさせていただきました。

これからも、病の回復や健康維持のために少しでも役立つよう、いろいろな形で私の経験を人々に広く伝えていければと思っています。

最後に、もう一度だけ言わせてください。

自分の命は医者に無条件に預けゆだねるものではなく、自分の責任で自分の手でつかみ取るものです。
多くの人々に、このメッセージが届くことを願っています。

神尾哲男

〈著者プロフィール〉
**神尾哲男**（かみお・てつお）
1952年生まれ。料理研究家、「料理工房神尾。」主事。
74年、東京都目黒区「自由が丘トップ」にてフレンチシェフ澤部喜次氏に師事する。76年、池袋「レストランブッシェ」の料理長として迎えられる。83年、群馬県前橋市の本格フレンチレストラン「食卓物語」のオープンに伴いシェフに。以来、群馬県内を中心にキャリアを重ねるが、2003年に末期ステージⅣの前立腺がんが判明。骨とリンパ節にも転移しており、医者からは「なぜ生きていられるのか？　死んでいてもおかしくない」と驚かれる。がんを抱えながら07年、前橋市に「レストラン＆ライブ／ポコ」開業。体に優しい料理は評判を呼んだが、多くのファンに惜しまれながら13年に閉店。その後は「料理工房神尾。」を構え、健康に生き続けるための料理を提唱し、後進の指導にあたっている。16年、クラウドファンディングによる初著書『奇跡のシェフ』（上毛新聞社）刊行。

がんで余命ゼロと言われた
私の死なない食事

2017年3月10日　第1刷発行
2017年4月25日　第7刷発行

著　者　神尾哲男
発行人　見城 徹
編集人　福島広司

GENTOSHA

発行所　株式会社 幻冬舎
〒151-0051　東京都渋谷区千駄ヶ谷4-9-7
電話　03(5411)6211(編集)
03(5411)6222(営業)
振替　00120-8-767643
印刷・製本所　株式会社 光邦

検印廃止


ISBN978-4-344-03083-1　C0095
幻冬舎ホームページアドレス　http://www.gentosha.co.jp/

この本に関するご意見・ご感想をメールでお寄せいただく場合は、
comment@gentosha.co.jpまで。